**Günther Heim**                    **Unser Rücken**

*Buch*   „Es ist ein Kreuz mit dem Kreuz!" hört man die Leute seufzen und klagen. Kaum einer, der nicht schon mal mit dem Rücken Malheur hatte. Ischias, Bandscheibenvorfall, ... was immer die Medizin dazu meint, der Betroffene weiß eigentlich schon, was er sich über die Jahre aufgeladen hat und nicht mehr losgeworden ist. Bis es sich nicht mehr verbergen lässt, was sich da im Verborgenen angesammelt hat. Die Last der Jahre zeitigt Symptome und schreit nach Erleichterung. Zumindest nach einer Änderung, die solcherart Belastung wie bisher vermeidet. Das alles klingt einfach, ist es eigentlich auch, wenn es nicht so schwer wäre, seine Gewohnheiten zu ändern. Das ist wohl die Voraussetzung für künftiges Wohlsein. Und wer darüber hinaus etwas Gutes für sein Kreuz tun will, der kann sich an den Wattebauschübungen erfreuen, und seinen Rücken auch, denn diese schaffen auf geheimnisvolle Weise Erleichterung angesichts eines Lebens, das vielleicht zu schwer geworden ist und nach Leichtigkeit lechzt.

*Autor*   Der Autor studierte zunächst Physik in Karlsruhe und promovierte auf dem Gebiet der Supraleitung. Nach der Habilitation Privatdozent für das Lehrgebiet Physik. Dann ein Neuanfang in der Theoretischen Medizin der Universität Heidelberg und Professor für Epidemiologie und Arbeitsphysiologie. Wissenschaftlichen Arbeiten zu den Themen Früherkennung chronischer Krankheiten, chronische Umweltbelastung und Gesundheitsvorsorge. Daneben private Forschungsarbeiten zur Bioenergetik, Blockadentheorie und anderes mehr.

# Günther Heim

---

# Unser Rücken

## im Entzücken und Verbücken

### mit den praktischen

### Wattebauschübungen

Günther Heim, »Unser Rücken im Entzücken und Verbücken «

© 1996 by Günther Heim

2. Auflage 2008

Umschlag und Graphik: G. Heim

Herstellung und Verlag: Books on Demand GmbH, Norderstedt

ISBN 978-3-8370-2552-1

# Inhalt

# Einleitung

Fast schäme ich mich, dem Vielen, das heute zum Rücken und den Rückenproblemen gesagt und geschrieben ist, noch etwas hinzufügen zu wollen, und nur meine Erfahrungen mit meinem eigenen Rücken ermutigen mich, den Versuch zu machen und ein paar Anregungen an jene weiter zu geben, die wie ich Schreibtischwerker sind und sich gefallen lassen müssen, Tag für Tag auf dem Stuhl sitzend den Kopf nicht in die Hände aufzustützen und die Gedanken zu hemmen, die sich unter den Schulterblättern ansammeln und uns Freude und Schmerz verheißen, wenn wir so weiter machen und unseren Rücken nicht beizeiten krümmen und krumm machen - ihm und uns zur Last und Freude und den Ärzten zum Geldverdienen.

Das ist alles, was ich zu Rücken und Freude und Geldverdienen sagen möchte, ohne denen nahe zu treten, die wie ich Schreibtischwerker sind oder sein wollen oder sein müssen, und ohne denen nahe zu treten, die wie ich Freude und Verzücken von Schmerz und Leid wohl zu unterscheiden mögen und sich anschicken, dem Schmerz und Leid den Rücken zu kehren, das sie hin und wieder befällt, wenn sie ungewohnter Weise sich bücken wollen. Denn Bücken und Rücken gehören zusammen wie Sitzen und Schwitzen und Laufen und Raufen und Werken und Ausruhen. Dass sich beim Ausruhen bald wieder Freude und Wohlgefühl einstellen, wünsche ich denen andererseits, die wie ich mit Schwitzen und Laufen und Werken Mühe haben und sie gerne auf morgen verschieben.

Das ist alles, was ich denen nicht sagen möchte, die sich täglich bücken müssen und im Schuften und Schweißen ihr Geld verdienen und sich einen krummen Rücken holen vom zu vielen Bücken.

Das ist alles, was ich denen sagen möchte und auch nicht, die hin und wieder die Ärzte aufsuchen möchten oder zu müssen glauben, weil sie einen wehen Rücken haben vom zuwenig Bücken und sich lieber behandeln lassen auf diese oder jene Weise.

Das ist alles, was ich denen nicht sagen möchte, die in irgendeiner Weise ein Rückenleiden haben und es los sein wollen und nicht können, weil sie auf diese oder jene Weise zum Leiden entschlossen sind und es behalten wollen andererseits.

Das ist alles, was ich zu denen sagen möchte, die wie ich faul und bequem sind und sich Zeit lassen mit Üben und Bücken und Bücken und Üben, bis es fast zu spät ist.

Das ist alles, was ich denen nicht sagen möchte, bei denen es wirklich zu spät ist und die auf der Bahre liegen und tot sind und das Bücken und Krümmen hinter sich haben bis auf Weiteres.

Das ist alles, was ich denen nicht sagen möchte, weil sie mich nicht verstehen können, dieweil sie auf dem Rücken liegen und üben und Babys nachmachen in ihrer unnachahmlichen Weise.

Damit ist nun Wesentliches gesagt und nicht gesagt, und die Wattebauschübungen könnten beginnen, wenn nicht zuvor noch dies und das geseufzt sein möchte aus einem müden Herzen und krummen Kreuz heraus.

## Der Rücken - im Bücken und Rücken

Ein Rücken, der sich bückt und bücken will, ist gesund und stark und leistungsfähig. Ein Rücken, der sich nicht bücken will noch kann, ist nicht gesund und nicht stark und nicht leistungsfähig. Diesen Sätzen, so meine ich, wird mir jeder zustimmen, der sich bückt und dabei den Rücken spürt. Spürt im Schmerz und Ach und Weh, wenn es nicht mehr so gehen will mit dem Bücken wie früher. Da hat sich mancher verbückt, wenn er dennoch und trotzdem versuchte. sein Tagwerk im Bücken zu verrichten, das ihm aufgetragen war von sich selber und von anderen. Kartoffeln lesen, Unkraut jäten, Steine auflesen aus dem Feld ... des Bückens war viel in alten Zeiten und der Rücken war geplagt und gestärkt zugleich.

Das ist anders geworden, denn nun verrichten wir und viele von uns ihr Tagwerk im Sitzen und Schreiben und Lesen und am Computer. Das ist angenehmer als das Bücken und der Rücken tut nicht weh beim Sitzen. Lange Zeit scheint es so, und wenn er eines Tages doch weh tut, ist es meist etwas Ernsthaftes, und die Medizin nimmt sich des Rückens an und diagnostiziert ein Rückenleiden dieser oder jener Art.

Das ist es, was ich zum Rücken und zum Bücken sagen möchte, und mehr habe ich nicht zu sagen, denn jeder, den es angeht, weiß, wovon ich spreche.

# Der Rücken - im Zücken und Verzücken

Das mit dem Verzücken ist weniger bekannt und ist daher eine große Nachlässigkeit unserer heutigen Medizin, denn die Alten wussten es und haben es gesagt. Ich habe vergessen, wo ich es gelesen habe und vielleicht habe ich es auch gehört und vergessen, von wem.

Nichtsdestotrotz möchte ich weiter geben, was ich zum Rücken und zum Bücken und zum Verzücken weiß und zu sagen habe.

Da ist als allererstes das Vergnügen, das man bei Babys sehen kann, wenn sie auf dem Rücken liegen und strampeln. Ich habe versucht es nachzumachen und festgestellt, dass es allerdings ein Vergnügen ist - wenn auch mit gemischten Gefühlen, wenn ich meine langen Beine zum Strampeln bewegen will.

Das ist es, was ich zu Rücken und Vergnügen und Strampeln sagen wollte, ohne denen nahe zu treten, die nicht versuchen, auf dem Rücken liegend Baby sein zu spielen und sich im Strampeln üben.

Das ist es, was ich denen sagen möchte, die nicht hin und wieder auf dem Rücken liegen und sich wohl und entspannt fühlen, wenn sie ihre Beine auf und ab bewegen und Babys nachzumachen versuchen und dabei ein gleiches oder ähnliches Vergnügen empfinden.

Das ist alles, was ich zu Rücken und Vergnügen und Strampeln sagen wollte, ohne den Babys nahe zu treten, die mich nicht verstehen würden in meinem Versuch, das, was Vergnügen macht, zu beschreiben anstatt es zu tun.

# Die Wattebausch - Übungen

## auf dem Rücken liegend

### Die erste Wattebauschübung

Die Wattebauschübungen sind so recht nach meinem Geschmack und nicht jedermanns Sache, wie ich weiß und vermute. Das ist es, was mich bewegt, sie hier anzupreisen wie ein Allheilmittel und Allround-Gerät und Fitness-Programm in einem.

Das ist es, was ich zu denen sagen möchte, die keine Watte Zuhause haben oder sich beschaffen können und es lieber sein lassen, als die Mühe auf sich zu nehmen und sich Watte besorgen oder ihre Frau oder Mutter oder Tochter fragen, ob sie welche hat und loswerden möchte oder auch nicht.

Das ist alles, was ich zu denen nicht sagen möchte, die Watte zuhause haben und sie lieber verstecken und lassen, wo sie ist, als dass sie nun holen oder suchen und finden und holen oder suchen und nicht finden und sich woanders welche holen.

Das ist alles, was ich zu denen nicht sage, was zu sagen sich mir aufdrängt, weil ich weiß, dass sie lieber einen Text lesen oder schreiben und in Gedanken die Übung machen, weil dies weniger anstrengt und Schweiß und Mühe nicht kostet, die sie nicht übrig haben und nicht hergeben und verschwenden wollen, so dass sie lieber sitzen bleiben und den nächsten Artikel lesen und sich vornehmen, bei nächster Gelegenheit, die sich nicht bietet, die Übung auszuprobieren.

Das sage ich, weil ich weiß, wie es ist, wenn man am Tisch sitzt und Artikel liest und den Rücken spürt und dennoch nicht aufsteht und sich Watte besorgt und zu üben anfängt, weil man lieber weiter liest oder weiter schreibt und das Mühen und Schwitzen denen überlässt, die einen guten und starken und leistungsfähigen Rücken haben.

Das ist alles, was ich denen sagen möchte, die sich aufraffen konnten und sich Watte besorgt haben und nun dasitzen und darauf warten, dass es endlich weiter geht mit den Übungen.

## Hier nun die erste Wattebausch-Übung:

Legen Sie sich auf den Rücken, so bequem wie möglich. Ziehen Sie die Schuhe aus, damit sich Ihre Füße entspannen können. Spüren Sie den Boden, auch wenn er Ihnen zunächst hart vorkommt. Er ist im Grunde flaumenweich, und Sie werden mir in Kürze zustimmen.

Ziehen Sie die Beine leicht an, so dass die Füße flach auf dem Boden zur Ruhe kommen. Das tun Sie wirklich, wenn Sie ihnen etwas Zeit lassen und sie nicht dabei stören, die Ruhe in sich und im Boden zu spüren und finden, finden und verlieren, verlieren und finden.

Nun legen Sie sich einen Wattebausch in jede Ihrer offenen Hände und betrachten Sie das kleine Wunderwerk, das so ein Wattebausch in sich ist.

Das ist alles, was ich zu Wattebausch und Wunderwerk und Spüren sagen möchte, ohne dem Wattebausch und dem Wunder an sich und dem Spüren auf den Grund zu gehen an dieser Stelle im Text.

Das ist alles, was ich denen sagen möchte, die noch nie einen Wattebausch in den Händen hielten und betrachteten und ihn auf sich wirken ließen, damit sich ihnen dieses Wunder erschließen und sie erfassen kann und sie sich öffnen für das Wunderbare, das es überall gibt.

Das ist alles, was ich denen sagen möchte, die schon einen Wattebausch in den Händen hielten und ihn leicht und locker umfassten und ihn schweben auf der Handfläche tanzen ließen und dennoch nicht spüren konnten, was für ein Wunder so ein Wattebausch ist.

Das sage ich auch denen, die zwar wissen, was für ein Wunder so ein Wattebausch ist und dennoch nicht davon überzeugt sind, dass es sich lohnt, dieses Wunder immer wieder zu betrachten und auf sich wirken zu lassen und zu spüren, was es mit uns macht, wenn das Wunderbare in uns sich mit dem Wunderbaren außerhalb von uns verbindet und vermählt und sich neue Wunder wie Wunderkinder aus ihnen bilden und entwickeln.

Das ist alles, was ich auch zu denen sagen möchte, die zwar wie ich ein Wunder hin und wieder erkennen können und zu schätzen wissen, aber doch die meiste Zeit ihres Lebens zu beschäftigt und befangen sind im und mit dem Alltäglichen, so dass sie nicht mehr auf die Wunder achten, die sich überall und jederzeit vor unseren Augen auftun und sich uns erschließen würden, wenn wir zuließen, dass sich das Wunderbare in uns selbst öffnet und auftut und sich mit dem Wunderbaren außerhalb von uns verbindet und vermählt und verbrüdert und verbindet.

Das möchte ich schließlich auch denen sagen, die immer noch auf ein Wunder warten und schon lange auf das Wunder warten, das sie aus der Hölle des Lebens in den Himmel der Seligkeit heben wird.

Das ist alles, was ich zur ersten Wattebauschübung sagen möchte, ohne mich mit denen zu verschwistern und zu verschwägern, die schon lange auf kein Wunder mehr warten, weil sie vom Leben tief enttäuscht sind und nichts Gutes mehr erhoffen als ein baldiges Ende dieses tristen Daseins.

## Die zweite Wattebauschübung

Die zweite Wattebauschübung beginnt in wenigen Minuten mit der Grundstellung. Doch zuvor muss ich Ihnen erklären, was eine Grundstellung ist und wozu wir sie brauchen und benötigen, ohne dass ich mich zu sehr in Einzelheiten begeben will über das, was wir im Grund nicht wissen noch wissen können, weil es uns verwehrt und verweigert ist, den Dingen bis auf den Grund zu gehen, weil wir keine Fische noch Erdhörnchen noch Erdwürmer noch Erddrachen noch sonst etwas sind, das bis auf den Grund reicht, und wir froh sein müssen, wenn wir ein wenig die Oberfläche von dem Ding ankratzen, dem wir auf den Grund gehen möchten. Also lassen wir die Dinge an der Oberfläche und gehen ihnen nicht auf den Grund noch suchen wir nach Gründen, warum wir ihnen nicht auf den Grund gehen können und sind damit zufrieden, dass es eine Grundstellung gibt und wir sie nun einnehmen können, weil wir ihr nicht auf den Grund gehen, sondern mit der Stellung zufrieden sind, die sich einfindet, wenn wir nun folgendes machen.

## Hier nun die zweite Wattebausch-Übung:

Wir liegen nun auf dem Rücken und haben die Beine leicht angezogen und sind locker und entspannt. Die Hände mit den Wattebauschbällchen liegen neben uns auf dem Boden und halten die Wattebauschbällchen leicht und locker umfangen wie ein Liebhaber die Geliebte leicht und locker umfangen und nicht zusammenpressen sollte, damit sie nicht verknautscht und das Kleid verknittert wird, auch wenn er ein feuriger Liebhaber ist.

Wir heben nun die Hände leicht an und legen sie seitlich neben dem Kopf in die Luft. Sie haben richtig gehört: wir legen sie leicht und schwebend und federleicht schwebend so in die Luft, das sie sich etwa dort befinden, wo die Wikinger ihre Hörner an den Helmen hatten, wenn sie zum Kampf hinaus zogen. Das hat seine Gründe nicht in den Wikingern und ihren Helmen, sondern in dem, dass an dieser Stelle neben unserem Kopf und in der Luft es ein besonderes Energiefeld gibt, das es nun zu spüren gilt.

Das geht nun ganz wie von selbst, wenn Sie sich nicht anstrengen und leicht und locker und schwebend die Wattebauschbällchen neben sich spüren, wie sie locker und leicht und schwebend in der Luft liegen und ihre Hände kaum berühren, weil sie so locker und leicht und schwebend sind.

Das ist alles, was ich zu den Wattebauschbällchen und der Grundstellung und der ersten Wattebauschübung sagen möchte, ohne Sie beim Üben zu stören oder Sie gar vom Üben abzuhalten und ohne diejenigen am Üben zu hindern, die sich nun ungestört konzentrieren wollen und keinen Laut in den Ohren vertragen, weil sie sonst das Atmen der Wattebauschbällchen nicht hören können noch ihren eigenen Atem verfolgen können noch die Ruhe in sich entdecken können, die sich in Ihnen langsam und ungestört ausbreiten will.

Das ist alles, was ich zu denen sagen möchte, die wie ich ein wenig Zeit brauchen, bis sie sich auf die Wattebauschbällchen und ihr Atmen einstellen können und es nicht vertragen, wenn man sie in ihrer Konzentration stört und sie nicht in Ruhe lässt, so dass sich die Ruhe in ihnen nicht ausbreiten und festigen und verstärken kann, wie das so häufig bei uns Menschen in der heutigen Zeit der Fall ist. Das will ich auch jenen sagen, die wie ich froh sind, wenn sie einmal am Tag Ruhe und Gelassenheit finden und verlieren und erleben und verlieren und die Geduld sich schneller verflüchtigen will als die Ruhe sich einstellen. Das möchte ich auch jenen ins Buch schreiben, die wie ich einen Drang in sich verspüren, ständig die Ruhe im Innern zu suchen und die doch keine Zeit haben, die Ruhe im Innern zu finden und sich ausbreiten zu lassen und sich verstärken zu lassen, so dass sie sich immer ruhelos und gehetzt fühlen und an kein Ende kommen in ihrer Arbeit außer an das Ende ihrer Kräfte und ihrer Geduld und ihres Lebenswillens.

Bevor wir nun mit der eigentlichen Wattebauschübung beginnen, möchte ich etwas zum Atmen sagen, das sich nicht leicht sagen lässt und ich mich daher jedweden Kommentars enthalten will, und es ihrem Atem und ihrer Atemkunst überlasse, es richtig zu machen. Zumindest will ich mich nicht einmischen in das Atmen und die Wattebauschbällchen und die Atemkunst, ohne mich zu vergewissern, dass es dem Atmen und den Wattebauschbällchen und der Atemkunst nichts ausmacht, wenn ich nun doch etwas zum falschen Atmen und den Wattebauschbällchen und der richtigen Atemkunst sagen werde.

Das Atmen ist ein Vorgang in sich und läuft ohne unser Zutun richtig ab. Weil wir aber nicht vertraut mit dem richtigen Atmen sind, wollen wir uns immer wieder einmischen und dem Atmen sagen, wie es sein soll, und es korrigieren und verbessern wie erzogene Kinder, denen man auf die Sprünge helfen und sie lehren zu müssen glaubt, weil sie sonst schlechte Menschen werden und im Leben nichts werden und nicht vorankommen in unserem Sinn. So ist es mit dem richtigen Atmen, dass richtig und gut und tadellos ist, wenn wir uns nicht einmischen und ihm befehlen wollen, wie es zu sein hat und wie wir es gerne hätten, obwohl wir uns nicht auskennen und im Grunde keine Ahnung haben, wie das Atmen abläuft, sei es richtig oder falsch.

Das ist alles, was ich zum falschen Atmen und den Wattebauschbällchen und der Atemkunst sagen möchte, ohne jedoch zu verhehlen, dass es nicht falsch ist, Mucksmäuschen still zu sein und dem Atmen zu lauschen und zu lernen, wie 'richtiges Atmen' ist.

Das ist alles, was ich auch denen sagen möchte, die wie ich ab und zu den Drang verspüren, das Atmen beeinflussen zu wollen, obwohl sie doch wissen, dass Atmen immer richtig und gut und wohltuend ist, weil wir sonst nicht leben könnten und schon längst erstickt wären.

Das ist alles, was ich auch denen sagen möchte, die wie ich eine Neigung und einen Drang in sich verspüren, andern das richtige Atmen zu verleiten, weil sie glauben und meinen, sie wüssten, wie richtiges Atmen ist, obwohl sie im Grunde keine Ahnung haben und es besser sein ließen.

Das ist alles, was ich zu all jenen sagen möchte, die sich von Berufs wegen mit dem Atmen und der Lunge und der Anatomie der Lunge und der Lungenphysiologie befasst haben oder noch befassen werden und dabei verlernt haben, dass sie richtig atmen, obwohl sie nicht wissen, was richtiges Atmen ist.

Das ist alles, was ich all jenen sagen möchte, die wie ich leicht die Geduld verlieren und die Wattebauschübungen leicht und einfach finden und sich lieber etwas Schwieriges wünschen, das sie fordert und anstrengen lässt und sich nicht so einfach und leicht anfühlt, dass man es den Kindern überlassen sollte, die Wattebauschübungen zu machen und sich lieber auf sein Tagwerk konzentrieren möchte und etwas Anständiges tun, das etwas einbringt und das Leben erleichtert und die Sorgen vermindert und die Pflichten erledigt und die Sonne Sonne sein lässt und die Luft draußen lässt, wo sie hingehört, und sich einrichtet auf einen langen arbeitsreichen Tag voller Lust und Wonne, die man in der Arbeit und im Verrichten der Arbeit und im Rackern und Abrackern finden will, anstatt sich zu entspannen und die Lust und Wonne im Körper zu spüren und zu finden, wo sie zu finden die Natur in uns eingerichtet hat und es nicht anders war und ist und sein wird zu allen Zeiten, an die wir uns erinnern und erinnern werden.

Das ist alles, was ich auch zu jenen sagen möchte, die wie ich lieber das Rackern und Abrackern dem Rücken aufbürden, anstatt den Rücken hin und wieder zu entlasten und zu entspannen und ihm Luft zu gönnen, die er braucht zum rechten Atmen und wir nicht ohne Luft und Licht und Sonne leben und weben können in dieser Welt, darum Luft und Licht und Sonne uns gegeben sind, dass wir sie auskosten und nützen für unsere Gesundheit und sie nicht dem Rücken vorenthalten und uns lieber verstecken in unseren vier Wänden, wo es wenig Luft und Licht und Sonne gibt und nichts anderes zu tun ist, als sich abzurackern und zu schinden und zu quälen mit wenig Luft und Licht und Sonne, wenn wir nicht hin und wieder die Wattebauschübungen machen und uns damit entlasten und entspannen und dem Rücken etwas Gutes gönnen und uns auch. Denn wir sind vom Rücken abhängig im wahrsten Sinne des Wortes, weil wir am Kreuz hängen und zappeln und nicht ohne das Kreuz leben können auf dieser Erde und in dieser Welt. Darum ist die Wattebauschübung erfunden und eingerichtet worden, dass wir sie ins Kreuz nehmen und sie im Kreuz bewahren und sie uns helfen will, die Last des Lebens zu ertragen und zu erleichtern und es nichts bringt noch bessert, wenn wir sie aus dem Kreuz nehmen und lieber Steine und hartes Brot und schwere Arbeit ins Kreuz tun und das Kreuz noch mehr belasten, als es schon belastet ist von Natur aus.

Das ist alles, was ich all jenen sagen möchte, die wie ich eine Schwäche dafür haben, sich und andere damit zu quälen, ständig neue Arbeit zu erfinden und sich und andere damit zu belasten und sie ins Kreuz zu hängen, statt sie sein zu lassen, wo und was sie sind: im Orkus des Ungetanen und Ungewollten und Ungemachten und Unerfundenen und Ungebrauchten und so fort.

Das will ich auch jenen sagen, die im Arbeiten und Werken und Machen und Tun den Sinn ihres Lebens suchen und Finden und sich zugute tun, dass sie fleißig und anständig und arbeitsam sind und die anderen dafür schelten, dass sie nicht gleichermaßen fleißig und anständig und arbeitsam sind, obwohl sie gar nicht wissen können, wie fleißig und anständig und arbeitsam Andere sind noch sein können noch sein wollen, und die sich zugute tun, dass sie selber im Anständigsein und Sittsamsein ein Vorbild für die Anderen abgeben wollen, wo wie gar nicht wissen noch ahnen können, ob die Anderen ein solches Vorbild brauchen oder wollen oder möchten.

Das will ich auch jenen sagen und sie hören lassen, die sich zugute tun, dass sie nie Fehler machen und die Wattebauschübungen perfekt ausgeführt und wohlgemeint abgehalten haben davon, das zu sein, was sie sind, nämlich Übungen zum entspannen und den Rücken und das Kreuz zu entlasten und zu entbürden und nicht dazu da sind, seinen Ehrgeiz darein zu tun und alles besser zu machen als die Anderen, die die Fehler machen müssen, die sie selber bei sich nicht zulassen wollen noch können noch fähig sind, sie selber zu machen und bei sich zu ertragen.

Das ist alles, was ich auch zu jenen sagen möchte, die sich zugute tun, dass sie nie und nimmer im Leben und Dasein und Hiersein und Sosein einen Fehler gemacht haben und daher einen perfekten Rücken haben, auch wenn er krumm und schief ist, weil sie ihren eigenen Rücken und ihr Kreuz nicht sehen können, weil sie es im Rücken haben und die Augen vorne haben und nicht sehen können, was sie im Rücken und im Kreuz haben und daher nur sehen, was die Anderen im Rücken und im Kreuz haben und sich zugute tun, dass sie selber einen besseren Rücken und ein besseres Kreuz haben, weil sie es nicht im Spiegel sehen können, der ihnen nur zeigt, wie sie vorn aussehen und nicht zeigen kann, wie sie von hinten aussehen, es sei denn sie benutzen einen Doppelspiegel, was zu benutzen ich jedermann empfehle, damit er seinen Rücken und sein Kreuz einmal von vorn betrachten kann, wohin seine Augen reichen und sehen, wie es um ihn steht.

Denn es ist ein Kreuz, dass wir nicht sehen können, was wir im Rücken und im Kreuz haben und nur sehen, was vor uns ist, und nicht sehen können, was hinter uns ist, und wir daher nicht sehen, wie wir von hinten aussehen, wenn wir uns mit den Augen der Anderen sehen würden.

Das ist alles, was ich zu all denen sagen möchte, die wie ich sich zugute tun, dass sie immer voraus schauen und im Vorhinein wissen wollen, was auf sie zu kommt, und sich nicht um das scheren, was hinter ihnen liegt und was sie hinterlassen haben, noch um das scheren, was sie hinter sich haben und schon geleistet haben, und nur immer mehr und Neues leisten wollen, weil sie von sich fordern, alles zu können und alles zu erreichen und alles zu tun, was ihnen im Leben möglich wäre zu erreichen und zu können und zu tun, wenn sie einen Buckel hätten so groß wie ein Haus oder ein Berg oder ein ganzes Gebirge gar.

Das ist alles, was ich auch all jenen sagen möchte, die wie ich einen breiten Buckel haben und vergessen haben, ihn beizeiten zu entlasten und die Dinge zur rechten Zeit zu tun und zu verrichten, die in der rechten Zeit einfach und leicht sind, und zur falschen Zeit doppelt wiegen und schwerfällig machen, weil sie sich auf dem Buckel ansammeln und ihn groß und größer werden lassen, bis er schließlich so groß ist wie ein Haus oder ein Berg oder ein Gebirge gar.

Das ist alles, was ich zur zweiten Wattebauschübung sagen möchte, ohne alles gesagt zu haben, was an dieser Stelle zu sagen wäre, aber nicht mehr an dieser Stelle sagen möchte, weil ich ungeduldig und vorwärtsdrängend bin und die nächste Wattebauschübung vorstellen möchte, die uns helfen soll, uns einiges von dem vom Buckel zu nehmen, was sich angesammelt hat über die Zeit.

## Die dritte Wattebausch-Übung

Die dritte Wattebauschübung ist nun ganz einfach zu machen und macht Freude und keine Schwierigkeiten, wenn wir die erste und die zweite Wattebauschübung gemacht haben und sie uns eingeprägt haben in ihrem Sosein und Anderssein von den Wattebausch-Übungen, die noch kommen werden und kommen wollen, damit sie uns helfen, unseren Rücken gerade zu biegen und unser Kreuz entlasten und unseren Buckel zu erleichtern.

Das ist alles, was ich zu der dritten Wattebauschübung sagen möchte, ohne mich damit zu belasten, ihnen die Übung zu erklären und zu erläutern und zu ermöglichen, dass sie mich der Langatmigkeit und des Aufhaltenwollens von wichtigen Arbeiten bezichtigen können, denn die dritte Wattebauschübung ergibt sich aus der zweiten wie von selbst.

Das will ich auch denen sagen, die wie ich längst wissen, wie die Wattebauschübungen gehen, weil sie das Buch schon gelesen haben und nur noch einmal nachschlagen wollen, wie die zweite Wattebauschübung geht und was zu Buckel und Rücken im Buch geschrieben und gesagt ist.

Das will ich auch denen sagen, die rein vom Gefühl und aus Intuition nun selbst weitermachen wollen und nicht dauernd belehrt sein wollen in dem, was sie in sich selbst spüren und die Wattebauschübungen vom Gefühl her viel besser machen als ich sie beschreiben kann und beschreiben können werde und beschrieben haben werde, wenn das Buch fertig ist, das ich im Augenblick schreibe.

Das will ich auch all jenen sagen, die lieber in sich selber suchen, was für sie am besten ist und in sich das Richtige finden zur rechten Zeit und am rechten Ort und sich nicht gerne belehren lassen wollen über das, was richtig und angebracht ist in dem, was sie sind und zu werden beabsichtigen.

Das will ich auch all jenen sagen, die sich zugute tun, dass sie alles vom Gefühl her machen und meinen, dass es richtig ist, alles vom Gefühl zu machen, und es nicht nötig zu haben meinen. dass man nachliest, wie man es auch machen kann, weil andere sich schon Gedanken über das Richtigmachen und den Rücken und das Bücken und das Wollen und das Sollen und das Mögen und das Nichtmögen gemacht haben und es herausgefunden und aufgezeichnet und aufgeschrieben haben für diejenigen, die keine Zeit oder Lust oder Laune haben es in sich zu suchen und zu finden und es aufzuzeichnen und aufzuschreiben für Andre, oder die keine Laune und keine Lust darin finden, in sich zu graben und zu suchen und zu finden, was Andere auch in sich gegraben und gesucht und gefunden haben, weil sie lieber einen krummen Rücken und ein lahmes Kreuz und einen großen Buckel haben, der sie drückt und beugt und beschwert und ihnen weh tut und sie lahm legt in dem, was sie gerne sein möchten und haben möchten und machen möchten, um sich das Leben und das Dasein und das Hiersein und das Sosein zu erleichtern und erträglich zu machen, und ihnen Freude und Lust und Wohlergehen verweigert und verhindert, dass sie im Leben vorankommen und es zu etwas bringen und anderen etwas bringen, als die Last ihres Lebens und die Last ihres Daseins und die Last ihres Soseins und die Last ihres Hierseins in Ort und Zeit und Ewigkeit und Unendlichkeit.

Das möchte ich insbesondere denen sagen, die sich im Leben und im Hiersein und im Dasein und im Sosein und im Anderssein als Andere nicht wohl fühlen und lieber krank sein und sterben möchten, weil sie das Leben und das Hiersein und das Sosein und das Anderssein als Andere nicht achten und schätzen und ehren und möglichst schnell hinter sich bringen wollen, wo es sich folgerichtig ansammelt und sie drückt und beugt und bücken macht, bis sie es gelernt haben, die Last des Lebens und die Last des Soseins und die Last des Daseins auf sich zu nehmen und sie liebevoll zu sich zu nehmen und sie nach vorne zu nehmen, wo sie die Augen haben und sie anschauen können und sollen und wollen, damit sie sie erkennen und daraus lernen, wie man es machen muss, damit man keinen krummen Rücken und kein lahmes Kreuz und keinen schiefen Buckel bekommt.

Das ist alles, was ich vorab zur dritten Wattebauschübung sagen möchte und komme nun zur eigentlichen Übung und beschreibe sie im Folgenden.

### Hier nun die dritte Wattebauschübung

Legen Sie sich nun in die Grundstellung, wie sie in der zweiten Wattebauschübung beschrieben ist, und führen Sie langsam und mit Bedacht die Wattebauschbällchen nach vorne unten zu Ihren Oberschenkeln hin. Hier rasten Sie die Hände ein und verharren in Schweigen und Wohlsein, denn Sie haben die dritte Wattebauschübung geschafft und können sich nun ausruhen und besinnen auf das, was ihnen gerade einfällt, und sich Ruhe gönnen, die Sie in sich finden und suchen und finden, und alles vergessen, was Sie beschwert und was Sie beschwert hat im Dasein und Sosein und Anderssein von Anderen, und das Leben genießen, das sich Ihnen in der dritten Wattebauschübung erschließt, und ich nicht wissen und aufzeichnen und beschreiben kann, was sich ihnen erschließen wird, wenn sie die dritte Wattebauschübung gemacht haben und zufrieden und glücklich den Fortschritt genießen und sich damit zufrieden geben, dass Sie erst die dritte Wattebauschübung gemacht haben und noch viele Übungen vor Ihnen liegen, die Ihnen noch mehr Ruhe und noch weiteren Frieden und noch mehr Stille in sich geben sollen, ohne dass Sie sich anstrengen und winden und krümmen und sich beugen und sich bücken nach dem, was Ihnen so einfach und leicht und leicht und einfach aus den Wattebauschbällchen zufließt.

Das ist alles, was ich zu den Wattebauschübungen an dieser Stelle sagen möchte und lasse Sie nun allein mit Ihren Gedanken und Ihren Gefühlen und Ihrem Empfinden von sich selbst.

Das ist alles, was ich nun und hier und jetzt und dort zu den Wattebauschübungen gesagt haben wollte, ohne sie und Sie in meinen Gedanken und Ausdrücken von Gedanken zu verletzen und zu schädigen oder ihnen und Ihnen etwas Übles mitzuteilen und auszurichten, das Sie in Ihrem Denken und Fühlen und Sosein verletzen könnte.

Das ist alles, was ich nun und jetzt und hier und dort zu den Wattebauschübungen gesagt haben wollte, ohne mich und meine Gedanken zu verletzen oder mich und meine Gefühle im Ausdrücken zu behindern oder mich und mein Empfinden zu verquälen und zu verunzieren.

Das ist alles, was ich so und hier und dort und jetzt und nun zu den Wattebauschübungen gesagt haben wollte und hoffe, dass

Sie mir nicht böse sind, falls ich doch den Ton nicht getroffen habe, der mich mit Ihnen verbinden soll, und nicht den Ausdruck gefunden habe, der mich in meiner Mitteilung bestärken und erklären soll, und nicht den rechten Zugang zu Ihrem Rücken und Bücken und Krümmen und Biegen eröffnet habe und daher auf meinen Wattebauschübungen sitzen bleiben muss.

Das ist alles, was ich so und so und jetzt und da und dort gehört habe über die Wattebauschübungen und Ihnen mitgeben wollte zu Ihrem Verzücken und Beglücken, falls Sie Lust und Laune verspüren, sich Ihrem Verzücken und Verbücken hinzugeben und sich dem Krümmen und dem Biegen hinzugeben, das den Rücken gerade und biegsam und krümmbar machen kann, und nicht umsonst ist noch war noch sein wird in dieser und jener Zeit, die uns zusammenbringt auf dieser Welt.

Das ist alles, was ich zu denen sagen möchte, die nun genug geübt zu haben glauben und nicht recht Vertrauen gefasst haben in die Wattebauschübungen und sich lieber anderen Beschäftigungen zuwenden möchten und nicht so recht daran glauben, dass die Wattebauschübungen ihnen helfen können, einen guten und gesunden Rücken zu entwickeln und zu behalten und die Last des Lebens und die Last des Hierseins und die Last des Soseins im Dasein und die Last des Andersseins vom Anderssein leichter zu ertragen und zu erdulden, was das Leben und das Schicksal uns auf den Weg gegeben hat zu tragen als Bürde und Last.

Das ist alles, was ich auch zu denen sagen möchte, die nicht mehr üben wollen noch können noch werden, weil sie einen wunden und wehen Rücken davongetragen haben und sich nun schämen, d aß sie sich auf einen solchen Unsinn eingelassen haben wie die Wattebauschübungen zu machen und nachzumachen und nachzuahmen, was ich in diesem Buch aufgeschrieben habe.

Das ist alles, was ich auch denen mit auf den Weg geben möchte, die nun ins Ausland fahren, um nichts mehr von den Wattebauschübungen hören zu müssen und vergessen zu können, dass es so etwas wie Wattebauschübungen gibt.

Das ist alles, was ich auch denen mit auf den Weg geben möchte, die nun aufstehen und das Buch wegwerfen, weil sie sich in ihrer Ehre gekränkt fühlen und sich nicht scheuen, das Buch wieder aufzuheben und in die hinterste Ecke zu verbannen, damit sie die Wattebauschübungen endlich vergessen können und ihren Rücken wieder spüren, wie er ist und war und sein wird, wenn sie die Wattebauschübungen nicht machen und vergessen, was die Wattebauschübungen ihnen Gutes tun könnten.

Das ist alles, was ich auch denen sagen möchte, die wie ich schnell die Geduld verlieren und sich nicht lange auf eine Sache konzentrieren mögen, weil sie lieber etwas anderes anfangen mögen und es so vieles gibt, was sie auch machen könnten an dieser Stelle im Text.

Für die anderen aber möchte ich sagen, wie die nächste Wattebauschübung aussieht, ohne zu verraten, wie man sie macht, noch zu verraten, was man dabei empfinden kann, noch zu verraten, was es uns bringen kann, wenn man sie macht, wie es nun beschrieben werden soll.

## Die vierte Wattebauschübung

Die vierte Wattebauschübung ist eine Fortsetzung der dritten Wattebauschübung und soll dazu dienen, uns den Nacken und den Rücken zu stärken.

Das ist alles, was ich denen über die vierte Wattebauschübung sagen möchte, die nun Bescheid wissen und selber probieren wollen, wie sich die dritte Wattebauschübung fortsetzen lässt.

Das ist alles, was ich all jenen über die vierte Wattebauschübung sagen möchte, die dazu neigen, ihren Nacken zu versteifen, wenn ihnen etwas nicht in den Kram passt und die daher leicht einen Nackenschaden in Form und Art einer Nackensteifigkeit davontragen, und denen es nicht behagt, dass sie nun schon weiter gehen sollen und die vierte Übung machen, wo sie mit der dritten Übung noch nicht fertig sind, und die lieber bei der zweiten Übung verharren, als nun schon die vierte Übung zu machen und es sich angelegen sein lassen, immer und wieder etwas dagegen zu sagen und nicht zu tun, was man ihnen sagt, auch wenn sie es getan hätten oder tun würden, wenn man es nicht zu ihnen gesagt hätte, und die lieber einen steifen Hals davontragen, als den Kopf zu neigen und „Ja" zu sagen, und die lieber den Kopf hin und her wedeln, was bei ihnen und anderen als ihnen „Nein" heißen soll, als den Kopf zu neigen in Anmut und Verständigkeit und Verschämtheit, wenn sie etwas gehört und erfahren und gelernt haben, das sie zuvor noch nicht gehört und erfahren und gelernt haben, obwohl sie meinen, dass sie alles schon gehört und erfahren und gelernt haben, und sich nicht vorstellen können, dass es noch etwas zu hören und zu erfahren und zu lernen gibt, das sie noch nicht kennen oder kennen können oder gekannt haben können, auch wenn sie nicht in der Schule gefehlt haben noch in der Schule gefehlt haben mögen, auch wenn sie in der Schule gefehlt haben, noch in der Schule gefehlt haben wollen, auch wenn sie in der Schule gefehlt haben, weil sie krank gewesen sind, als in der Schule der Stoff durchgenommen wurde, der ihnen nun fehlt und sie verlegen macht, wenn die Rede darauf kommt, und sie nicht merken lassen wollen noch können, dass sie eine Lücke im Gedächtnis haben und nicht alles wissen, was sie in der Schule hätten lernen sollen, noch alles wissen, wie es ihnen gesagt worden ist, noch alles wissen, wie sie es hätten studieren sollen, noch alles wissen, wie sie es hätten behalten sollen, noch alles wissen, wie sie es geglaubt und gelernt und nicht bezweifelt haben, noch alles wissen, wie es ist, wenn man aufmerksam und achtsam durch das Leben geht und die Dinge sein lässt, wie sie sind, und wenn man sich merkt, wie die Dinge sind und wie sie sein sollen, wenn sie sind wie sie sind, und wie die Dinge sind, wenn sie nicht so sein sollen als Ding an sich, und wie die Dinge nicht sind, wenn sie so sind, wie sie nicht sein sollen und so weiter und so fort.

Das alles ist keine Sprachübung, sondern eine Erklärung für die Möglichkeiten, wie die Neinsager ihren steifen Hals verlieren können und sich wieder in Jasager verwandeln können, und wie die Kopfnicker und Jasager sich verwandeln können und ihren steifen Nachen verlieren können und sich in Neinsager umwandeln können, ohne das Ja-Sagen ganz aufzugeben und nun den steifen Hals zu behalten, weil sie zu Neinsagern geworden sind, und wie sie als Ja-und-Nein-Sager einen biegsamen, geschmeidigen und anmutigen Schwanenhals bekommen können, ohne sich in Alles-oder-Nichts-Sager zu verwandeln und ihren steifen Hals zurückzubekommen, wo sie ihn gerade erst verloren zu haben glauben.

Das ist alles, was ich im Vorab von der vierten Wattebauschübung sagen möchte, ohne aus den Augen zu verlieren, dass ich noch nicht beschrieben habe, wie die vierte Wattebauschübung auszuführen ist, und sie daher nun beschreiben will.

## Hier nun die vierte Wattebauschübung

Die vierte Wattebauschübung geht so, dass Sie gehen lassen, was immer Sie sich vorstellen und festhalten möchten und sich ganz entspannen und konzentrieren auf das Anblicken der Wattebauschbällchen in ihren Händen, wie sie tanzen und schweben auf ihrer offenen Handfläche und sich neigen und drehen und anmutig mit dem Kopf nicken und sich verneigen und nicht mit dem Kopf nicken, sondern den Rücken krümmen und sich drehen und winden, wenn ihnen danach zumute ist, und nicht stocksteif dastehen, wenn es ihnen sauer hochkommt und sie schwer zu schlucken haben und sich eher winden und drehen möchten und nicht sich alles auf den Buckel laden, was andere ihnen auf den Buckel laden möchten.

Das ist alles, was ich zur vierten Wattebauschübung sagen möchte, ohne zu versäumen hinzuzufügen, dass Sie kaum in der Lage sein werden, die Wattebauschbällchen zu sehen und zu bewundern, wenn Sie Ihren Hals nicht biegen und anmutig neigen und nach unten blicken, wo die Wattebauschbällchen auf Ihren Handflächen sich drehen und neigen und mit dem Kopf nicken und ihre Fröhlichkeit bewahren und ihre Leichtigkeit und Bauschigkeit hegen und pflegen und nicht schwer und stumpfsinnig werden, weil es ihnen nicht passt, dass sie auf den Handflächen sich drehen und sich winden und sich neigen sollen, und sie daher munter und fröhlich bleiben, auch wenn sie lieber etwas anderes täten, als auf Ihren Handflächen zu tanzen und sich zu drehen und zu winden und zu neigen.

Wenn Sie nun müde geworden sind im Neigen, dürfen Sie den Kopf wieder nach unten nehmen und sich ausruhen und dürfen sich vergegenwärtigen, dass Sie nun wieder in der Grundstellung liegen wie zuvor, und den Hals und den Nacken entspannen dürfen, wie zuvor, und sich ausruhen dürfen von der Anstrengung, den das Anblicken der Wattebauschbällchen Ihnen verursacht hat.

Das ist alles, was ich auch denen sagen möchte, die wie ich leicht dazu neigen, sich anzuspannen und sich anzustrengen und zu verkrampfen, wenn es gar nicht nötig ist und sie besser leicht und locker und entspannt bleiben würden um der Sache und ihrer Ordnung willen, und es sich leichter und besser und für alle Beteiligten angenehmer regeln lassen würde, wenn sie leicht und locker und entspannt bleiben würden und sich nicht unnötig anspannen und verkrampfen würden und den Dingen mehr Raum lassen würden, anstatt sich in alles einzumengen und einzumischen, und sich in alles einzuschalten und alles einzurichten nach ihrem eigenen Gutdünken und dem Schaden der anderen Beteiligten, die nichts davon haben und sich nichts daraus machen, dass andere sich unnötig anspannen und verkrampfen und sich anstrengen und anspannen, wo es gar nicht nötig ist um der Sache willen, die zu erledigen ist.

Das ist alles, was ich auch denen sagen möchte, die sich nicht und niemals anstrengen und anspannen und verkrampfen wollen, weil sie alles und jedes leicht und locker nehmen wollen für sich und andere, und auch dort, wo es gar nicht möglich ist, leicht und locker bleiben und sich nichts daraus machen, dass andere sich anspannen und anstrengen und verkrampfen müssen, um Schaden abzuwenden von sich und anderen, die sich nicht anspannen und verkrampfen wollen und keinen Schweiß und kein Keuchen und kein Kniezittern und kein Halsrucken vertragen, und sich zugute tun, dass sie es nicht nötig haben, sich wie die anderen anzuspannen und anzustrengen und den Hals zu recken und zu rucken um der Sache willen, die ihnen nicht am Herzen liegt, wo sie eigentlich liegen sollte, sondern sie Fünfte gerade sein lassen, um ihrem Entspanntsein und ihrem Gelöstsein nicht zu schaden, und sich zugute tun, dass sie nicht zu denen gehören, die sich anstrengen und anspannen und verkrampfen und den Hals recken und rucken, sondern zu jenen, die immer leicht und locker und entspannt sind und sich nicht anspannen um einer schnöden Sache willen, die sie nichts angeht in ihrem Herzen, weil sie die Welt und den Mammon und den Schweiß und die Arbeit verachten und sich zugute tun, dass sie über solchen Sachen stehen, die Schweiß treiben und die Knie zittern machen und das Hals rucken verlangen und den Schädel runter nehmen erfordern und das Bücken nötig machen um der Sache und der irdischen Dinge willen, die uns gegeben sind zu lernen und zu erfahren in dieser Welt und in diesem Leben und Dasein und Sosein.

Das ist alles, was ich auch denen sagen möchte, die wie ich sich allzu leicht erregen und sich nicht abwenden wollen von dem, was sie erregt in ihrem Zorn, und sich lieber auf diejenigen stürzen, die sie für die Urheber ihres Zorns halten, weil sie immer und überall Sündenböcke brauchen für ihre eigenen Schwächen und Fehler, und sich nicht besinnen wollen, dass das Falschen und Fehlerhafte in ihnen selber liegt zum Anschauen und Erkennen und Anfassen und Aufdecken, und sie nicht immer nach anderen suchen sollten, die sie für das bestrafen, was in ihnen selbst als fehlerhaft und falsch angelegt ist, damit sie es erkennen und begreifen und sie sich nicht zugute tun, dass sie besser oder schlechter sind als andere, die andere Fehler haben und andere Schwächen aufdecken müssen, damit sie erkennen und begreifen, was sie erkennen und begreifen sollen und werden und tun.

Das ist alles, was ich auch denen sagen möchte, die wie ich dazu neigen, den Hals zu recken und zu strecken, damit sie alles in ihr Blickfeld bekommen, was es zu sehen gibt auf dieser Welt, und sich nicht darauf konzentrieren das zu sehen, was es in ihrem Blickfeld zu sehen gibt, sondern lieber den Hals recken und strecken, dass sie ihr Blickfeld vergrößern und erweitern und anderes sehen als das, was in ihrem Blickfeld liegt, und sie lieber den Hals recken und strecken, um den Blick nicht auf das richten zu müssen, was vor ihnen liegt und sich ohne Halsrecken und Halsstrecken betrachten lassen würde, als dass sie den Hals entspannen und entkrampfen und neigen und vor sich auf die Füße sehen, damit sie erkennen, was vor ihnen liegt, jetzt und hier und in der Zukunft und in der Vergangenheit, und sie nicht schon wissen müssen, was vor ihnen liegen wird, wenn die Erde sich um sich selbst gedreht hat und die Uhren weitergegangen sind und das Leben sich völlig verändert haben wird und eine andere Zukunft und eine andere Vergangenheit angefangen haben wird und völlig Anderes vor ihnen liegen wird, als jetzt und hier abzusehen ist.

Das ist alles, was ich zu denen sagen möchte, die wie ich dazu neigen, sich den Dingen allzu leicht hinzugeben und allem und jedem auf den Grund zu gehen und alles und jedes auf seine Ursache zu untersuchen, anstatt die Dinge zu nehmen, wie sie sind, und sie sein lassen, wie sie sind, und sie liegen lassen, wo sie sind, und nicht alles anzufassen und zu begreifen und zu befummeln, was es anzufassen und zu begreifen und zu befummeln gibt, damit sie leicht und locker und entspannt sich auf das konzentrieren können, was ihnen zum Anfassen und zum Begreifen und zum Befummeln auf den Weg gegeben ist, damit sie erkennen und begreifen und erfassen, wie das Leben in ihnen und in uns allen ist, uns sie nicht sich recken uns strecken müssen nach dem, was nicht auf ihrem Weg gelegen ist und nicht in ihr Begreifen und Erkennen gegeben ist, sondern in das Erkennen und Begreifen von anderen, die auch auf dem Weg sind und ihnen folgen, damit sei erkennen und begreifen, was ihnen auf den Weg gegeben ist, und es nicht alles schon erkannt und begriffen und befummelt ist von denen, die ihnen auf dem Weg vorausgegangen sind.

Das ist alles, was ich auch all jenen sagen möchte, die wie ich dazu neigen, alles als gegeben hinzunehmen und zu akzeptieren, wie die Dinge sind, statt zu überprüfen, ob sie uns noch passen oder nicht besser verändert werden sollten.

Das ist alles, was ich zur vierten Wattebauschübung sagen möchte und gehe nun zur fünften Wattebauschübung über.

## Die fünfte Wattebauschübung

Die fünfte Wattebauschübung beginnt mit der vierten Wattebausch-Übung, so wie die vierte mit der dritten Wattebauschübung beginnt und diese wiederum aus der zweiten Wattebauschübung hervorgeht, wobei diese wiederum die erste Wattebauschübung fortsetzt, die auf die Vorübung folgt.

Damit habe ich alles gesagt, was ich zur fünften Wattebauschübung sagen wollte, ohne mehr zu verraten als unbedingt notwendig ist und es jedem überlassen kann, wie er die Wattebauschübungen fortsetzen möchte.

Wer sich allerdings gerne an Vorlagen hält, kann sich den nachfolgenden Text durchlesen, die anderen mögen ihn überschlagen und mit Üben fortfahren.

### Hier nun die fünfte Wattebauschübung

Wir drehen nun die Hände mit den Wattebauschbällchen auf den Handflächen, die wir in der vierten Übung eingehend und genau studiert haben, aus ihrer natürlichen Lage, mit den Fingerspitzen in Richtung der Füße nach vorne zeigend, langsam und ohne Zwang nach innen, so dass sie nun nach hinten zeigen in Richtung des Kopfes. Das ist wohl nicht möglich, ohne dass Sie nun den Hals recken und den Rücken beugen und biegen, damit Sie die Wattebauschbällchen nicht aus den Augen verlieren und ihren Blick auf jedes der Wattebauschbällchen richten können, die in ihren Händen liegen und nicht herunterfallen, wenn Sie diese mit den Blicken festhalten, ein jedes auf seiner Seite.

Das ist alles, was ich denen sagen möchte, die sich gern Sachen auf den Rücken packen und Sie dadurch aus den Augen verlieren, weil sie nicht die Augen überall haben können und schon gar nicht auf dem Rücken, wo kein Mensch Augen hat und hinblicken kann, auch wenn er den Kopf noch so verdrehen möchte.

Das ist alles, was ich auch denen sagen möchte, die gerne anderen hinter den Rücken blinzeln, um zu sehen, was sie dort versteckt halten und nicht sehen lassen wollen, weil sie nicht alles zeigen wollen, was sie selbst nicht sehen möchten, und es daher auf dem Rücken verbergen und verstecken vor sich und anderen, die nicht den anderen auf den Rücken blinzeln, um zu sehen, was diese dort verstecken und verbergen möchten.

Das ist alles, was ich denen sagen möchte, die gerne alles richtig nach Vorgaben und Vorlagen machen möchten, und sich nicht trauen, etwas anders zu machen als so, wie man es von ihnen erwartet und wie sie meinen, dass man es von ihnen erwartet, und die ihre Fehler und schlechte Sachen lieber verstecken und vor sich und anderen verbergen, als sie zur Kenntnis zu nehmen und zur Kenntnis zu geben, um aus ihnen zu lernen und es nächstes Mal besser zu machen.

Das ist alles, was ich denen sagen möchte, die sich gerne an Vorlagen halten und alles richtig und genau machen möchten, auch wenn es bei den Wattebauschübungen kein Richtig und kein Falsch, sondern höchstens ein Sich bewährt haben und ein Neu entdecken gibt.

Das ist alles, was ich zu all jenen sagen möchte, die sich in die Wattebauschbällchen verguckt haben und den Blick nicht mehr von ihnen loslassen können, und daher nun gezwungen sind, den Kopf mit Hals und Schultern zu recken und zu strecken, damit sie die Wattebauschbällchen nicht aus den Augen verlieren, und den Blick nicht loslassen können von dem Tanzen und Singen, das sie in den Wattebauschbällchen entdeckt zu haben glauben, wo andere nur einfache Wattebäusche sehen und sich zugute tun, dass sie Watte wohl erkennen können, und es nicht für möglich halten, dass Watte sich in Wattebauschbällchen verwandeln könnte, einfach nur durch Hinsehen und Hineinsehen und daran glauben, dass das, was man nicht sieht, aber glaubt zu sehen, auch wirklich vorhanden ist, wo doch jeder weiß, was Watte ist und dass man es zum Ohrenputzen und Autopolieren und sonst noch was verwenden kann und zu verwenden pflegt und von Tanzenden Wattebauschbällchen nie etwas gehört oder gesehen wurde beim Ohrenputzen und Autopolieren und sonst noch was.

Das ist alles, was ich zu denen sagen möchte, die gerne andere in ihrem Glauben stören und verachten und ihnen ihren Glauben ausreden möchten, weil sie glauben, das sie es besser wissen, wo es doch wissenschaftlich ist, wenn man nur das glaubt, was wissenschaftlich bewiesen ist und nicht an das glaubt, was außerhalb der Wissenschaft liegt und nicht wissenschaftlich bewiesen werden kann.

Das ist alles, was ich auch denen sagen möchte, die alles glauben, was man ihnen sagt und nicht zweifeln an dem, was schwarz auf weiß geschrieben oder gedruckt ist und sie doch wissen, dass Lügen genau so schwarz auf weiß gedruckt werden können wie Keine Lügen und Keine Lügen genau so schwarz auf weiß gedruckt werden können wie Große Lügen, und Große Lügen genau so schwarz auf weiß gedruckt werden können wie Kleine Lügen und die Wahrheit nicht schwarz auf weiß gedruckt werden kann, weil sie in unserem Inneren vergraben und ein großes Geheimnis ist, und ein Großes Geheimnis nicht schwarz auf weiß gedruckt werden kann so wenig wie ein Kleines Geheimnis, weil es sonst kein Geheimnis mehr ist und nur noch ein Kleine Lüge bestenfalls.

Das ist alles, was ich auch jenen sagen möchte, die wie ich sich zugute tun, dass sie Wahrheitssucher sind und alles und jedes darauf abklopfen, ob es wohl die gesuchte Wahrheit sei und nicht etwa nur eine Kleine oder Große Lüge, und die sich brüsten mit dem, was sie als Wahrheit in sich gefunden zu haben glauben und es gerne anderen erzählen, damit diese von ihrer Wahrheitssuche ablassen und sich die Kleine oder Große Lüge anhören, statt in sich zu forschen nach dem, was sie an Wahrheit in sich finden können, und sich das Kleine oder Große Wunder entgehen lassen, das sie in sich entdecken könnten, wenn sie aufhören würden, sich die Kleinen oder Großen Lügen erzählen zu lassen, die sie schwarz auf weiß serviert kriegen anstelle der Kleinen oder Großen Wunder, die sie in sich erleben könnten, wenn sie die Wattebauschbällchen anschauen und nach innen lauschen auf das, was sie an Kleinen oder Großen Wundern in sich erfahren können.

Das ist alles, was ich auch denen sagen möchte, die sich wie ich zugute tun, dass sie immer und ständig nach innen lauschen und sich die Kleinen und Großen Lügen anhören, die sie in sich erlauschen können und es für Wahrheit und bare Münze nehmen, obwohl sie doch in sich nur kleine oder Große Lügen erlauschen können, wenn sie nicht aufhören nach innen zu lauschen, anstatt die Kleine und Großen Wunder zu erfahren, die sie in ihrer Umgebung Tag für Tag sehen und hören könnten, wenn sie die Augen und die Ohren öffnen würden so wie jetzt, wenn sie die Wattebauschbällchen betrachten und erkennen, welches Wunder sich in ihrer nächsten Nähe entfaltet, während sie zu gerne in die Ferne starren und auf die Kleinen oder Großen Lügen hören, die sie in sich erlauschen und die sie für bare Münze oder Wahrheit nehmen.

Das ist alles, was ich auch denen sagen möchte, die nicht in die Ferne blicken, um die Kleinen oder Großen Wunder zu betrachten, die sich in der Ferne und hinter den Bergen der Horizontes und hinter den Sternen am Himmel und hinter dem Sichtbaren und Alltäglichen erblicken und erahnen lassen so wie jetzt, wenn sie durch die Wattebauschbällchen hindurch blicken und ihrer Vorstellung und Intuition freien Lauf lassen, anstatt auf die Wattebauschbällchen zu starren und sie für gewöhnliche Watte zu nehmen, wo sie doch in Wahrheit Kleine oder Große Wunder sind, die sich hinter den Wattebauschbällchen auftun, wenn man den Blick in die Ferne richtet und sich nicht scheut, seiner Vorstellung und Intuition freien Lauf zu lassen.

Das ist alles, was ich auch jenen sagen möchte, die sich wie ich darauf zugute tun, dass sie gerne und oft hinter die Dinge blicken und in ihren Grund blicken und sich nicht scheuen, die Kleinen und Großen Lügen als Wahrheit und bare Münze zu nehmen, die sich ihrem suchenden Blick darbietet, und die doch nur die Kleinen und Großen Wunder verbergen, die sich in ihrer nächsten Nähe auftun, wenn sie jetzt aufstehen und sich die Watte aus den Ohren nehmen und das rechte Hören und das rechte Sehen anfangen, das sie nun langsam in sich entdecken, wenn sie die Wattebauschübungen recht und schlecht gemacht haben und sich nun an ihr Tagwerk begeben, um das zutun, was zu tun ihnen auferlegt und zur Pflicht gegeben ist, damit sie in sich gehen und die Wahrheit nach außen richten, und durch ihrer Hände Arbeit und ihrer Worte Wirkgewalt und ihrer Augen Wundertätigkeit und ihrer Ohren Hörgewalt das Wunderbare schaffen, das zu schaffen unser aller Vorrecht ist auf dieser Erde und in dieser Welt.

Das ist alles, was ich auch all jenen sagen möchte, die sich zugute tun wie ich, dass sie fleißig und ständig nach innen gehen und die Wahrheit nach außen richten durch ihrer Hände Wirkgewalt und ihrer Augen Wundertätigkeit und durch ihrer Ohren Hörgewalt und ihrer Worte Wundertätigkeit, und doch nicht erkennen, dass sie keine Wunder schaffen können, die nicht schon geschaffen sind seit Anbeginn der Zeiten und nicht neu zu schaffen sind noch neu erschaffen werden können noch neu erschaffen werden brauchen, weil sie im Schoß der Zeit zu keimen begonnen haben, als noch keines Menschen Fuß die Erde berührte und noch keines Menschen Hauch die Luft berührte und noch keines Menschen Lust die Erde erbeben ließ, als noch alles jungfräulich und frisch und neu geschaffen war, wie es geschrieben ist in unserer Paradiesgeschichte, und wie wir verlernten es zu glauben.

Und wie es neu und immer neu sich selber schafft und wie wir nichts dazutun können noch etwas davon entfernen können, sondern es nur wahrnehmen und bestaunen können und die Kleinen und die Großen Wunder sich entfalten sehen, wie sie jedes Menschen Herz berühren und jedes Menschen Lust erwecken an diesem unserem Dasein, wenn wir uns nicht zugute halten, es als Wunder sein zu lassen, statt es für unser eigen Werk zu halten und daraus die Kleinen und die Großen Lügen machen, die wir uns und anderen erzählen, wenn wir uns unserer Taten und unseres Wirkens rühmen und verschweigen, dass wir nichts dazutun können noch etwas davon entfernen können, weil es alles schon gerichtet ist zu unserem Verwundern und Erkennen und Erstaunen, und wir es sein lassen können, wie es ist, oder es verändern können, wie wir es wollen und wünschen und brauchen, und doch nichts hinzutun können oder davon entfernen können, weil All-Es schon gewesen und geworden ist, als wir noch nicht in dieser Welt und in dieser Zeit und in dieser Unendlichkeit und an diesem Ort erschienen sind.

Das ist alles, was ich zur fünften Wattebauschübung sagen möchte und nun die sechste Wattebauschübung vorstellen und besprechen möchte.

## Die sechste Wattebauschübung

Das ist diejenige Übung, die uns allen leicht fallen wird, denn es zeigt sich, dass diese Übung darin besteht, dass, wie im Folgenden beschrieben ist, die sechste Wattebauschübung gleich beginnt und keine lange Vorrede zu lesen oder zu überschlagen ist.

### Hier nun die sechste Wattebauschübung

Die sechste Wattebauschübung beginnen wir damit, dass wir die Hände nun wieder nach vorne kehren und in die Grundstellung der vierten Wattebauschübung zurückkehren und darin verharren und den Rücken sinken lassen mit dem Entweichen der Luft aus dem Brustkorb, den wir bei der fünften Wattebauschübung angespannt haben, und ihn entlasten und die Luft entweichen lassen.

Das möchte ich all jenen sagen, die wie ich vermutlich die Luft angehalten haben, auch wenn dies so nicht beschrieben ist in der fünften Wattebauschübung und in keiner Wattebauschübung, dass wir die Luft anhalten sollen und sie nicht entweichen lassen sollen, es aber auch nicht verboten ist, weil in den Wattebauschübungen nichts verboten ist, das man machen kann und nicht soll, weil es verboten ist, so dass es eine zusätzliche Anspannung in uns macht, wenn wir in uns unterdrücken, was uns möglich aber nicht erlaubt ist, weil es zwar möglich aber verboten ist, und wir es nicht tun sollen, weil es zwar möglich ist zu tun oder zu lassen, wir es aber nicht tun sollen sondern lassen, weil es verboten ist.

Das ist alles, was ich zur sechsten Wattebauschübung sagen möchte, ohne denen nahe zu treten, die dafür sorgen müssen, dass die Gesetze und Verbote eingehalten werden, und die sich einen wehen Rücken holen in dem täglichen Verschleiß, den es mit sich bringt, wenn man dafür sorgen muss, dass die Mitmenschen die Gesetze und die Verbote einhalten, und befolgen, was ihnen aufgegeben und gesagt und gesagt und aufgegeben ist, weil sie sonst mit den Gesetzen und Verboten in Konflikt kommen und denjenigen Ärger machen und einen wehen Rücken einhandeln helfen, die dafür da sind, die Gesetze und die Verbote zu hüten und zu schützen und die Einhaltung der Gesetze und der Verbote zu bekümmern und zu besorgen, damit die Mitmenschen sich an die Gesetze und die Verbote halten und nicht ihnen zuwider handeln und sich dadurch einen wehen Rücken einhandeln auf diese oder jene Weise.

Das ist alles, was ich auch all jenen sagen möchte, die wie ich die Gesetze und Verbote einzuhalten bemüht sind und sich nicht in Versuchung bringen lassen wollen, die Gesetze und Verbote zu übertreten oder nicht zu beachten oder nicht zu wissen, was die Gesetze und Verbote fordern, so dass man sie unabsichtlich übertreten könnte, ohne zu wissen, was die Gesetze und Verbote von einem fordern und verlangen, und die sich zugute halten, dass sie zu denen gehören, die die Gesetze und Verbote einhalten und befolgen, und nicht zu denen, die sich eine Lust machen, Gesetze und Verbote daraufhin zu überprüfen, ob sie vernünftig sind und ihnen in den Kram passen, und dann, wenn sie ihnen nicht in den Kram passen, sich nicht um die Gesetze und Verbote scheren noch bekümmern, sondern tun was ihnen vernünftig scheint und Lust macht, und sie bei Laune hält, auch wenn es nicht die Ordnungshüter in ihnen bei Laune hält, so dass sie die Ordnungshüter in ihnen auf den Rücken packen müssen, und sich nicht scheren noch bekümmern, was die Ordnungshüter auf ihrem Rücken ihnen flüstern und sagen, und sich nur darum sorgen, was ihnen vernünftig erscheint und Lust macht, und die Ordnungshüter ihnen den Rücken gerben und schlagen, damit sie unvernünftig und unlustig werden und die Gesetze und Verbote einhalten, wie ihnen aufgetragen und befohlen ist. Und sie einen wunden und wehen Rücken davon tragen, dass die Ordnungshüter ihnen den Rücken gerben und schlagen, und sie nach und nach ein Rückenleiden davon kriegen, dass sie vernünftig und lustvoll leben wollen, was sie nicht können, wenn sie den Gesetzen und Verboten folgen, so dass sie alsbald einen wunden und wehen Rücken haben wie die anderen auch, die die Gesetze und Verbote einhalten und den Ordnungshütern keine Scherereien machen wollen, und die den Ordnungshütern buckeln und dienern und sich einen krummen und wehen Rücken einhandeln, weil sie die Gesetze und Verbote einhalten und befolgen und keine Scherereien mit den Ordnungshütern kriegen wollen, und nach und nach sich ein Rückenleiden einhandeln vom vielen Buckeln und Dienern.

Das ist alles, was ich auch denen sagen möchte, die wie ich den Ordnungshütern in ihnen einen Gefallen um den anderen tun dadurch, dass sie sich selber Gesetze und Verbote auferlegen und es nicht genug sein lassen können, die Gesetze und Verbote einzuhalten, die es gibt, sondern noch mehr und andere Gesetze und Verbote brauchen, als ihnen einzuhalten und zu befolgen auferlegt ist, so dass sie sich zugute tun können, ordentliche und anständige und sittsame Menschen zu sein, und sich davon einen krummen Rücken einhandeln, weil sie nun die eigenen Ordnungshüter auf dem Buckel haben, wenn sie tun wollen, was vernünftig ist und Lust macht und keinem schadet, außer ihren eigenen Ordnungshütern, die sie sich selbst geschaffen haben.

Das ist alles, was ich auch all jenen sagen möchte, die sich zugute tun wie ich, dass sie ordentliche und anständige und sittsame Menschen sein wollen und nicht merken, dass sie gar keine ordentliche und anständige und sittsame Menschen sein können, ohne sich zu biegen und zu quälen und zu verbiegen und zu verquälen, bis ihnen der Rücken weh tut vom vielen Biegen und Verquälen, und sie nach und nach ein Rückenleiden davontragen und es nicht eher loswerden, als bis sie aufhören damit, nur anständig und sittsam und ordentlich sein zu wollen, und es rauslassen, wenn es in ihnen kocht und zischt, und es keinem schadet, außer ihnen selbst, wenn sie es rauslassen, wenn es in ihnen kocht und zischt und brodelt, und es auch keinem schadet außer ihnen, wenn sie es nicht rauslassen, und sie daher in der Klemme sind mit dem Schaden, den sie sich zufügen wollen auf diese oder jene Weise.

Das möchte ich auch all jenen sagen, die wie ich ein guter Mensch sein wollen und die Schlechtigkeit auf dieser Welt bekämpfen in sich selber, wo sie sie entdecken können, und sich immer auf der Suche befinden, ob sie nicht noch etwas Schlechtes in sich entdecken und bekämpfen können, bis ihnen der Rücken wehtut vom vielen Kämpfen und Suchen und Bekämpfen, und sie sich ein Rückenleiden zuziehen und es nicht mehr los werden, bis sie aufhören, die Schlechtigkeit der Welt in sich selber zu bekämpfen, sondern das Kämpfen denen überlassen, die sich auf das Kämpfen eingeübt und eingelassen haben, und die Ordnungshüter geworden sind nach eigener Wahl, weil sie die Schlechtigkeit der Welt bekämpfen wollen lernen und üben und üben und lernen, und es hätten anders wählen können, wenn sie wie jene die Schlechtigkeit der Welt in sich selber bekämpfen wollten.

Das ist alles, was ich all jenen sagen möchte, die sich auf die Schlechtigkeit der Welt ausgerichtet und besonders eingerichtet haben, und sie überall und nirgends entdecken, außer in sich selber, und sie nun bekämpfen mit aller Kraft und allen Mitteln, die ihnen zu Gebote stehen, und sie in sich selber nicht entdecken können, sondern außerhalb von sich an ihren Mitmenschen festmachen, dass sie sie sehen und bekämpfen können, weil sie die Schlechtigkeit nun vor Augen haben und sie sehen und bekämpfen können, und sich zugute tun, dass die Schlechtigkeit der Welt nicht in ihnen selbst, sondern außerhalb von ihnen sei, und sie die Schlechtigkeit der Anderen bekämpfen müssen, statt in sich selber zu fahnden und zu forschen nach alter Väter Sitte.

Das ist alles, was ich all jenen sagen möchte, die sich wie ich zugute tun, dass sie ein edler und aufrichtiger und warmherziger Mensch und den anderen ein Vorbild sein wollen, ohne dass sie merken, dass sie sich ein Rückenleiden einhandeln, weil sie so gutherzig und aufrichtig und edel sein wollen und es nicht in ihnen ist, nur und immer aufrichtig und gutherzig und edel zu sein, und sie deswegen sich krümmen und recken und strecken und biegen müssen und dem Rücken zuleide sind, weil sie immer und nur ein guter und aufrichtiger und warmherziger Mensch sein wollen, obwohl es ihnen nicht gegeben ist.

Das ist alles, was ich nun auch denen sagen möchte, die wie ich ein guter und edler und aufrichtiger Mensch sein könnten, wenn sie sich entspannen würden und die Wattebauschübungen machen und fleißig üben würden, weil sie dadurch erkennen können, was in ihnen ist, und wie viel Gutes und Aufrichtiges und Edles ihnen gegeben ist, das sie in die Welt bringen sollen und wollen, und das sie in sich hegen und pflegen sollen und wollen, und das sie den andern zeigen und antun sollen und wollen, und nicht in ihnen angelegt ist, ein Heuchler und Schelm zu sein, und des Guten und Edlen und Aufrichtigen zu viel zu tun, wenn es nicht in ihnen angelegt noch ihnen gegeben ist, und sie daher sich ein Rückenleiden einhandeln wollen und sollen, damit sie merken, dass sie des Guten und Edlen und Aufrichtigen mehr tun, als in ihnen ist, und sie mehr auf sich achten sollen, dass sie einen guten und edlen und aufrichtigen Rücken bekommen, als ein Schelm und Heuchler zu sein.

Das ist alles, was ich auch all jenen sagen möchte, die wie ich ein guter und edler und aufrichtiger Mensch sein müssen, damit sie vor sich selber bestehen können und sich nicht vor sich selber fürchten müssen, und sich selber für einen Schelm und Verräter halten müssen an den Guten und Aufrichtigen und Edlen, die sie begleiten und die ihre Gefährten und Mitmenschen sind, und sich zugute tun können, dass sie ihnen ein guter und edler und aufrichtiger Gefährte und Mitmensch sind, und nicht ein Schelm und Verräter an den Guten und Aufrichtigen und Edlen, so dass sie sich ein Rückenleiden einhandeln, weil sie ständig und immer auf der Hut sein müssen, dass sie ihren Gefährten und Mitmenschen ein guter und aufrichtiger und edler Begleiter sind und nicht ein Schelm und Verräter.

Das ist alles, was ich auch all jenen sagen möchte, die sich wie ich zugute tun, dass sie immer und ständig auf der Hut sind, damit andere auch sehen, dass sie ein guter und edler und aufrechter Mensch sind, so dass sie sich ein Rückenleiden einhandeln vom ständig auf der Hut sein und sich biegen und krümmen müssen, damit die anderen auch sehen, was sie sehen sollen, und nicht sehen, was sie selber sehen wollen.

Das ist alles, was ich auch all jenen sagen möchte, die wie ich sich ein Rückenleiden einhandeln, weil sie sich hüten, etwas anderes zu sein als ein guter und edler und aufrichtiger Mensch, und nach und nach sich krumm und bucklig schuften müssen, um all die unordentlichen und unaufrichtigen und unedlen Sachen in sich selber wegzupacken, damit die anderen sie nicht sehen können.

Das ist alles, was ich auch all jenen sagen möchte, die wie ich ein Rückenleiden haben und es nicht loswerden wollen, weil sie glauben, dass alle guten und edlen und aufrichtigen Menschen einen krummen und schiefen Rücken davon haben, dass sie gut und edel und aufrichtig sind, und alle anderen, die keinen krummen und schiefen Rücken haben, zu den unguten und unedlen und unaufrichtigen Zeitgenossen zu zählen sind, die es gibt wie Sand am Meer.

Das ist alles, was ich auch all jenen sagen möchte, die wie ich ein Rückenleiden haben, weil sie zu guter Letzt daran verzweifeln, dass sie nicht ständig gut und edel und aufrichtig sein können, und sich krümmen und biegen vor Zorn und Scham über sich selber, während sich die anderen um sie herum krumm und bucklig lachen über soviel Dummheit und Selbstmitleid und Unaufrichtigkeit, die sie für Schwäche nehmen, wo sie selber nur gut und edel und aufrichtig sind, wenn es sich ausbezahlt und einbezahlt und bezahlt macht in dieser und in jener Weise, und sie sich ein Rückenleiden einhandeln vom Bücken und Kriechen und Buckeln, weil sie das Gute und das Edle und das Aufrichtige sich auf den Buckel laden, anstatt es nach außen zu bringen und zu zeigen und danach zu handeln, so dass sie nach und nach schief und bucklig werden unter ihrer eigenen Last.

Das möchte ich auch jenen sagen und ins Ohr flüstern, die sich deshalb schämen und sich schinden und sich quälen, damit die anderen nicht sehen, dass sie im Eigentlichen ein guter und edler und aufrichtiger Mensch sind, damit sie für den Schelm und Toren und Narren gehalten werden sollen, der sie im Grunde ihres Herzens nicht sind.

Das möchte ich auch all jenen sagen, die sich schämen und zugute tun, dass es gut und edel und anständig sei, ab und zu den

Schelmen und den Narren zu spielen und den anderen vorzugaukeln, dass sie im Grunde kein guter und edler und aufrichtiger Mensch seien, weil sie meinen, dass die anderen einen Schelmen und Toren und Narren mehr schätzen als einen guten und edlen und aufrichtigen Menschen, und sich darum krümmen und quälen, den Toren und Narren und Schelmen zu spielen, den sie nicht in sich haben und daher auch nicht nach außen bringen können, ohne sich selbst und den anderen etwas vorzugaukeln.

Das ist alles, was ich auch all jenen sagen möchte, die wie ich einen guten und edlen und aufrichtigen Narren und Schelmen und Toren abgeben könnten, wenn sie es nicht anders gewählt hätten zu sein und zu handeln und zu spielen in diesem ihrem Dasein und Sosein und Anderssein von anderen.

### Die siebente Wattebausch-Übung

Das ist nun wieder die leichteste Übung, wenn man sich daran erinnert, wie die dritte Wattebauschübung auszuführen ist.

Das ist alles, was ich all jenen sagen möchte, die wie ich keine Lust und Laune darauf haben, alles doppelt und dreifach erzählt zu bekommen, und die ihre liebe Lust und gute Laune darauf richten, andere Dinge zu tun, die interessanter sind, als das gleiche wieder und wieder zu lesen und durchzukauen, obwohl sie es schon kennen und sich nicht darauf besinnen können, wie es genau beschrieben ist, und daher ungefähr machen und auch das richtig ist, wie überhaupt alles richtig und nichts falsch ist an den Wattebausch-Übungen, und Sie nichts richtig und nichts falsch machen können, wenn sie es mit Achtsamkeit und Geduld und Selbstvertrauen und In-sich-schauen machen und so richtig ausführen, wie es beschrieben ist, auch wenn Sie sich nicht daran erinnern, wie es genau beschrieben ist.

Das ist alles, was ich all jenen sagen möchte, die ihre Lust und Laune auf jene richten, die sich ihnen verbunden fühlen und sie nicht in Ruhe lassen können und mögen, weil sie ihre Lust und ihre Laune davon abhängig machen, dass andere ihre Lust und ihre Laune ertragen und erdulden, auch wenn sie ihre eigene Lust und Laune haben, und sie ihre Lust und Laune gerne an anderen erproben, ob die anderen damit zurechtkommen und sie schätzen und ehren, oder ob sie ihre eigene Lust und Laune haben wollen, und die Lust und Laune derjenigen, die sie schätzen und ehren sollen, nicht einfach hinnehmen, sondern das Schätzen und Ehren auch davon abhängig machen, dass diese ihre Lust und Laune bei sich halten und nicht den Anderen zur Last machen.

Das ist alles, was ich auch all jenen sagen möchte, die ihre Lust und Laune verstecken und verbergen und immer ein liebenswürdiges Lächeln aufsetzen und zur Schau tragen und die Anderen über ihre Lust und Laune täuschen und vortäuschen, dass sie eine gute Laune und prächtige Lust hätten, was sie aber nicht haben, sondern eine üble Laune und ein böse Lust in ihrem Bauch einsperren, um sie zu gegebener Zeit auf andere zu richten, die zu schwach und wehrlos sind, als dass sie sich gegen böse Lust und üble Laune anderer schützen könnten, und daher willfährige Opfer sind für diejenigen, die ihre böse Lust und schlechte Laune gerne aufsparen für solche Gelegenheiten.

Das ist alles, was ich auch all jenen sagen möchte, die sich eine üble Lust und eine böse Laune dadurch machen, dass sie andere für das schelten, was sie selber verbrochen und verbockt haben, und sich dann an denen rächen wollen, die sie für die Übeltäter und Sündenböcke nehmen wollen, und sich an denen rächen, die sie für geeignet halten, ihre böse Laune und üble Lust auszuhalten und sich damit in der Stille plagen und quälen, damit es keiner sieht und hört, dass man sie für Übeltäter und Sündenbock genommen hat, wo doch ein jeder sehen könnte, der es wollte, dass sie sich nicht zum Übeltäter und Sündenbock eignen, sondern bloß sich nicht wehren können gegen diejenigen, die immer und überall nach Übeltätern und Sündenböcken Ausschau halten, damit sie ihnen ihre eigene üble Lust und böse Laune aufladen können.

Das ist alles, was ich auch denjenigen sagen möchte, die wie ich ihre gute Laune und liebe Lust leicht dadurch einbüßen, dass sie die anderen in ihrer bösen Lust und schlechten Laune ertragen wollen, weil sie es selbst so von anderen erwarten, damit allseits gute Lust und leichte Laune sich verbreiten können und nicht üble Lust und schlechte Laune, wie dies so oft der Fall ist, wenn Menschen mit böser Lust und schlechter Laune zusammenkommen und sich gegenseitig necken und näseln und nieseln unter dem Deckmantel von Spaß und Spaßigkeit und guter Laune, die zu haben sie vortäuschen.

## Hier nun die siebente Wattebausch-Übung

Die siebente Wattebauschübung ist ein Kinderspiel gegen die davor liegenden Übungen, denn sie erfordert nur ein bisschen Konzentration und Selbstvertrauen, wenn wir uns nun entspannt nach vorne beugen und die Wattebauschbällchen in Richtung der Knie schieben, ohne jedoch den Abstand zu den Beinen zu verringern, als gäbe es eine Schiene, die an unserem Körper entlang läuft und uns seitlich begleitet wie zwei Krückstöcke, die wir ständig bei uns tragen.

In dieser Stellung verharren wir, bis uns die Lust vergeht oder die Luft ausgeht oder die Last unseres Rückens bewusst wird, wenn wir ihn nun ein wenig nach vorne drücken, ohne die Wattebauschbällchen aus den Augen zu verlieren oder den Atem stocken zu lassen.

Das ist alles, was ich auch all jenen sagen möchte, die wie ich ihre gute Laune und leichte Lust verlieren, wenn etwas nicht recht vorangeht und stockt und bockt und sich nicht zwingen lässt mit Wollen und Sollen.

Das ist alles, was ich auch all jenen sagen möchte, die wie ich des Guten oft zuviel tun und sich nicht ein Ende setzen können für ihre Arbeit, sondern ihre Lust und Laune einbüßen, weil sie ständig auf der Suche sind nach etwas, was sie noch tun können, um sich das Leben schwer zu machen, und sich nicht leicht zufrieden geben mit dem, was sie erreicht haben, sondern immer nur den Mangel sehen in dem, was sie erreicht haben, und nicht den Erfolg, den sie erreicht haben zu guter Letzt.

Das ist alles, was ich auch all jenen sagen möchte, die wie ich ein gutes Ende nicht schätzen, sondern so lange weiter machen, bis sie ihre gute Lust und leichte Laune eingebüßt haben und sich noch dafür zugute tun, dass sie ernsthafte und gewissenhafte Leute sind, die sich nicht nehmen lassen, ihre gute Lust und leichte Laune hinzugeben für die hohen Ziele, die sie sich gesteckt haben, und die sie meinen nur erreichen zu können, wenn sie ihre gute Lust und leichte Laune hingeben für das, was sie für ein hohes Ziel halten, um des hohen Zieles willen, das sie meinen, nicht mit guter Lust und leichter Laune erreichen zu können, weil es doch ein hohes Ziel ist, das man mit guter Lust und leichter Laune nicht erreichen könne.

Das ist alles, was ich all jenen sagen möchte, die wie ich ein hohes Verantwortungsgefühl ihr eigen nennen und sich zugute tun, dass sie recht und ordentlich alle Verantwortung auf sich laden und sich aufbürden und meinen, dass sie damit verantwortungsbewusste Menschen sind und sind, wie sie und andere sein sollten, und die Verantwortlichkeiten suchen und finden, wo immer sie stehen und gehen und liegen, und sie sich auf den Buckel laden und so recht sich krümmen und beugen und biegen unter dem Verantwortlichen, das sie meinen sich aufladen zu müssen und das sie nicht stehen und liegen lassen können, wo es ist, sondern es auf sich nehmen müssen zu ihrem Kreuz und ihrer Last, auch wenn sie schon genug auf dem Buckel haben, weil sie sich verantwortlich fühlen für alles und jedes, was ist und sein wird und gewesen ist, damit sie so recht und ordentlich als verantwortungsbewusste Menschen gelten können vor sich und den anderen.

Das ist alles, was ich auch jenen sagen möchte, die wie ich sich das Verantwortlichsein zur Pflicht und Neigung gemacht und gewählt zu haben glauben, weil sie es in ihren Charakter tun und es ihrem Charakter zu schreiben und zuschieben und sich damit der Verantwortung für ihr Verantwortlichsein entledigen zu können glauben.

Das ist alles, was ich auch jenen sagen möchte, die wie ich ein gutes Maß an Selbsttäuschung besitzen und meinen, ihre Verantwortlichkeit sei ihnen von Gott vorgegeben und sie könnten sie nicht abwälzen auf andere und müssten sie tragen und ertragen, sich und anderen zur Last und zum Verderben ihrer guten Laune und leichten Lust.

Das ist alles, was ich auch all jenen sagen möchte, die wie ich die Gottgläubigkeit zu ihrer Lebensaufgabe gewählt zu haben glauben, weil sie sie ihrem Charakter zutun und darin suchen und finden, und sich nicht vorstellen können, die Verantwortung für ihre Gottgläubigkeit selbst zu übernehmen und sich klar und deutlich dazu bekennen, dass sie die Gottgläubigkeit gewählt haben und in ihren Charakter getan haben, damit sie aussieht, als sei sie von Gott gekommen und von ihm gegeben worden in ihren Charakter, damit sie nicht die Verantwortung für ihre Gottgläubigkeit tragen und übernehmen müssen, sondern sie in ihren Buckel tun und den lieben Gott für ihren Buckel und ihre Gottgläubigkeit verantwortlich machen können.

Das ist alles, was ich auch all jenen sagen möchte, die wie ich, und manchmal mehr als ich, sich nicht vorstellen wollen, dass der Buckel ihnen nicht von Gott gegeben ist zu ihrer Last und ihrem Schaden und zu ihrem Nutzen und Frommen, sondern dass sie von Natur aus einen gottgegebenen geraden Rücken haben und hatten und versäumt haben, diesen sich zu bewahren durch ein gottgegebenes Hegen und Pflegen des Rückens, der nicht ein von Gott nicht gegebenes Leiden davon tragen möchte noch will noch soll, sondern seine von Gott gegebene natürliche Biegsamkeit und Fähigkeit, sich zu krümmen und zu richten und zu biegen und zu winden, bewahren und gehegt und gepflegt sehen möchte.

Das ist alles, was ich auch all jenen sagen möchte, die wie ich ein hohes Verantwortungsgefühl ihr eigen nennen und es anderen gerne absprechen und sie dafür schelten, dass sie kein so hohes Verantwortungsgefühl haben und ihr eigen nennen, sondern lieber einen guten und geraden und biegsamen Rücken haben möchten, wie sie ihn von Natur und vom Gottgegebensein entliehen und entnommen haben, und sich darum kümmern und besorgen, dass er bleibt und bewahrt wird in seiner gottgegebenen Natürlichkeit, und die Verantwortung auf sich nehmen und sich nicht scheuen sie zu tragen, dass ihr Rücken nicht zum Buckeln und Krümmen und Beugen von ihnen selbst und anderen missbraucht werden kann.

Das ist alles, was ich auch all jenen sagen möchte, die sich zugute tun, dass sie keine Verantwortung hätten für nichts und niemanden außer für sich selber und dafür, dass sie einen geraden und leicht biegsamen Rücken haben und eine heitere Laune und eine frohe Lust sich bewahren Tag für Tag, und dass Krümmen und Biegen und Buckeln den anderen überlassen, die in ihrer blinden und von Gott nicht gegebenen Verantwortlichkeit sich Tag für Tag krümmen und biegen und winden müssen, damit die anderen ihre leichte Lust und heitere Laune nicht verlieren und ihr nicht verlustig gehen und sich nicht krümmen und biegen und winden müssen.

Das ist alles, was ich all jenen sagen möchte, die sich in der siebenten Wattebauschübung schwer tun und noch schwer tun werden für einige Zeit, bis sie erkannt haben, was in ihrem Buckel steckt und warum sie ihn nicht leicht biegen und krümmen können für die siebente Wattebauschübung und sich anstrengen müssen und ins Schwitzen und Schweißen kommen müssen, wo andere sich leicht und locker nach vorne beugen und die siebente Wattebauschübung so mir nicht dir nichts machen.

Das ist alles, was ich zur siebenten Wattebauschübung sagen wollte und möchte und kann, ohne meinen Rücken noch mehr zu krümmen und noch mehr zu beugen und zu biegen, wie wir dies gleich in der achten Wattebauschübung tun wollen, wenn wir wieder heitere Lust und frohe Laune haben und den Wattebauschbällchen vertrauen wollen, dass sie uns ins rechte Biegen und Krümmen führen und begleiten und nicht in unserer Trübsal und unserem Elend und in unserer Not stecken oder sitzen lassen, wie dies nach der siebenten den Anschein haben könnte.

Das ist alles, was ich zur siebenten Wattebauschübung zu sagen habe und komme nun zur achten Wattebausch-Übung.

## Die achte Wattebausch-Übung

Die achte Wattebauschübung beginnt damit, dass wir uns nun entspannen und auf den Rücken legen und alle sieben Wattebauschübungen an unserem inneren Auge vorbeiziehen lassen und uns vorstellen, wie wir sie gut und richtig nacheinander gemacht haben und gleich noch einmal machen werden, um die achte Wattebauschübung folgerichtig und exakt auszuführen.

Das ist alles, was ich zur achten Wattebauschübung sagen möchte, ohne all jene zu verwirren und in Verwirrung zu bringen, die wie ich die ganze Abfolge im Kopf haben und sie nur zu machen brauchten und sie auch machen könnten, wenn sie nicht etwas anderes vorhätten, was wichtiger ist als die achte Wattebauschübung und lieber die achte Wattebauschübung auf später verschieben möchten, als das andere, das wichtiger ist, und sich daher lieber wieder etwas auf den Buckel laden und den Rücken belasten möchten, als die achte Wattebauschübung zu machen und sich zu erleichtern und zu erholen und Kraft zu schöpfen für das andere, das wichtiger ist als die achte Wattebausch-Übung, und das sie viel besser und angenehmer finden und suchen und erledigen könnten, wenn sie die achte Wattebauschübung gemacht hätten und nicht lieber das andere, das wichtiger ist als die achte Wattebauschübung, zuerst machen wollten, damit sie sich wieder und von Neuem etwas auf den Buckel und den Rücken packen können, wie sie es gewohnt sind seit altersher, und wie sie meinen es gewohnt bleiben zu müssen, weil sie sich zugute tun, dass sie es gewohnt sind und eine Gewohnheit besser ist als das Neue, das ihnen die achte Wattebauschübung bringen und bescheren könnte, wenn sie aus ihrer gewohnten Lebensweise ausbrechen und die achte Wattebauschübung zuerst machen und dann das andere, das wichtiger ist als die achte Wattebauschübung.

Daher will ich nun für diejenigen, die sich nicht zugute tun, dass sie selber besser wissen, wie die ganze Übung in ihrer Abfolge nacheinander zu machen ist und gemacht werden kann, wenn man den Wattebauschbällchen und ihren Erzählungen folgt und lauscht und lauscht und folgt, die ganze Übung in ihrer Abfolge noch einmal beschreiben und wiederholen für diejenigen, die sich nicht zugute tun, dass sie nun keine Zeit mehr hätten zu vertun und zu vertrödeln und lieber ihrer eigenen Wege gehen und die Wattebauschbällchen Wattebauschbällchen und die Wattebauschübung Wattebauschübung sein lassen, die ganze Übung also wiederholen und beschreiben, weil sie in ihrer Abfolge doch etwas anders abläuft, als in den einzelnen Übungen, wenn man sie geteilt und getrennt nacheinander lernt und macht und übt, bis man sie in ihrer Abfolge machen kann.

Und ich nun denjenigen, die es eilig haben und die ungeduldig sind und die die Romane von hinten nach vorne lesen, nicht empfehlen möchte, mit der ganzen Übung und ihrer Abfolge zu beginnen, weil sie sonst all das versäumen, was in den einzelnen Übungen zu lernen und zu machen und zu üben und zu erlauschen ist, und das eine Vorbedingung dafür ist, dass man die Abfolge der ganzen Übung nun fehlerfrei und ohne Schmerzhaftes zu erfahren und zu erlauschen, was zuviel sein könnte, wenn es auf einmal zu erfahren und zu erlauschen ist, machen und üben und genießen können, ohne das Schmerzhafte, das in den einzelnen Übungen in Portionen und Bruchstücken schon erlauscht und erfahren ist, auf einmal zu erfahren und zu erlauschen, und sich einen Schock oder Schreck oder Schlimmeres einzuhandeln.

Das ist alles, was ich all jenen sagen möchte, die wie ich all zu schnell und allzu flüchtig mit den Wattebauschübungen umzugehen pflegen und mit anderen Übungen desgleichen, wenn Sie sich nicht die Zeit und die Lust und die Luft nehmen zu können glauben, die ein ernsthaftes Üben der Wattebauschübungen und auch anderer Übungen erfordern, wenn sie wirksam und wohltuend und helfend für den Rücken im Entzücken und Verbücken sein sollen und wollen.

Das ist alles, was ich vorab zu den acht Wattebauschübungen sagen wollte, und stelle sie nun im ganzen Ablauf und in der ganzen Abfolge vor, wie im Folgenden beschrieben und zu lesen ist.

## Hier nun die achte Wattebausch-Übung

Die achte Wattebauschübung beginnt damit, dass wir uns nun entspannen und auf den Rücken legen und alle sieben Wattebauschübungen an unserem inneren Auge vorbeiziehen lassen und uns vorstellen, wie wir sie gut und richtig nacheinander gemacht haben und gleich noch einmal machen werden, um die achte Wattebauschübung folgerichtig und exakt auszuführen.

Das geht folgendermaßen, wenn Sie mir folgen wollen und nicht ihrem eigenen Machen und Wollen und Gutdünken, wie es auch gut und richtig ist bei den Wattebausch-Übungen, die sich nichts aufzwingen lassen wollen, nicht zum Spaß und auch nicht im Ernst.

Das ist alles, was ich zu den acht Wattebauschübungen sagen möchte für die, die mir nicht folgen möchten und sich zugute tun, dass sie es selber wissen, was gut und richtig ist für sich und die Wattebauschbällchen und die Wattebausch-Übungen, und sich nicht eine Abfolge vorschreiben lassen möchten, wie ich sie nun vorzustellen vorhabe.

Legen Sie sich nun auf den Boden wie bei der Vorübung und üben Sie sich darin zu strampeln und zu krähen, und zu schreien wie ein Baby, wenn Ihnen der Rücken wehtut beim Strampeln und beim Krähen, und Sie schreien möchten vor Schmerz und Ach und Weh, und es Ihnen nichts ausmacht, zu schreien so laut Sie können, andernfalls Sie das Schreien besser weglassen, weil es Ihre Nachbarn hören könnten und Sie für verrückt oder traurig oder wehleidig halten, weil sie nicht wissen können, dass Sie die Anweisungen der Wattebauschübungen befolgen.

Nun legen Sie die Wattebauschbällchen in Ihre Hände und führen Sie die Wattebauschbällchen langsam und mit gestreckten Armen nach oben, bis Sie die Wattebauschbällchen sehen können, weil Sie diese vor Augen haben und sie nicht sehen könnten, wenn Sie die Wattebauschbällchen nicht vor Augen hätten, weil sie den Kopf nicht heben sollen an dieser Stelle des Übens.

Dann legen Sie die Hände mit den Wattebauschbällchen neben den Kopf in die Luft, wo Sie die richtige Stelle nun kennen und vermuten, weil Sie die zweite Wattebauschübung schon gemacht und fleißig geübt haben, und lassen Sie nun die Hände mit den gebeugten Armen in der Luft, so dass sie die Wattebauschbällchen über den Ohren haben und hören, was die Wattebauschbällchen Ihnen zu sagen haben.

Dann nehmen Sie die Wattebauschbällchen mit den Händen nach oben, bis die Arme gestreckt sind, und führen Sie die Wattebauschbällchen mit den Händen und den gestreckten Armen nach unten zu den Oberschenkeln, wo Sie die Wattebauschbällchen mit den Händen und den gestreckten Armen in der Luft liegen lassen und warten, was die Wattebauschbällchen Ihnen an dieser Stelle der Luft um Ihren Körper zu sagen hat. Dabei üben Sie sich im Lauschen und Belauschen der Wattebauschbällchen und der Luft um Ihren Körper.

Nun heben Sie den Nacken vom Boden und freuen sich darauf, die Wattebauschbällchen, die Sie bisher nicht mehr sehen konnten, wieder in den Blick zu bekommen und die Wattebauschbällchen wieder zu erkennen als die Wattebauschbällchen, die Sie vorher schon gesehen und wieder erkannt haben von den vielen Übungen, die Sie mit den Wattebauschbällchen gemeinsam gemacht haben, und die sie haben vertraut werden lassen miteinander und vertröstet, so dass es Ihnen eine Freude und ein Wieder erkennen bringt, wenn Sie nun die Wattebauschbällchen in ihren Handflächen betrachten und bewundern können.

Nun drehen Sie die Hände mit den Wattebauschbällchen leicht nach innen, und schieben Sie die Wattebauschbällchen mit den Händen leicht nach hinten, so dass Sie ihrem Blickfeld entschwinden, weil sie nun neben ihrem Becken in der Luft schweben und Sie diese nicht mehr sehen können, wenn Sie nicht den Hals recken und strecken und den Rücken anheben und krümmen, was Ihnen nun möglich sein wird, weil Sie die Wattebauschübung öfters und fleißig gemacht und genau befolgt haben, was Ihnen die Wattebauschbällchen aufgetragen haben zu tun.

Nun führen Sie die Wattebauschbällchen mit den Händen wieder zurück zu den Oberschenkeln und strecken die Arme und blicken auf die Wattebauschbällchen, weil Sie die Wattebauschbällchen nun wieder in ihren Blicken haben und sie wieder sehen und wieder erkennen, weil es noch dieselben Wattebauschbällchen sind wie vorher.

Nun führen Sie die Wattebauschbällchen mit den Händen und den gestreckten Armen nach unten in Richtung Ihrer Knie, wobei Sie die Wattebauschbällchen nicht aus den Augen lassen und aus Ihren Blicken entweichen lassen, auch wenn es Sie Schweiß und Mühe kostet, weil Sie nun den Rücken über alle Maßen beugen und krümmen müssen, um die Wattebauschbällchen mit den Händen und den gestreckten Armen bis zu Ihren Knien zu bekommen und dort einrasten zu lassen in der Luft neben Ihren Knien und zu lauschen, was die Wattebauschbällchen Ihnen an dieser Stelle und in dieser Stellung Ihres Körpers zu sagen hat.

Dabei lassen Sie die Luft entweichen, wenn Sie diese beim Anstrengen und Beugen Ihres Rückens in die Lunge gepresst haben, so dass Sie nun entspannt und locker in dieser Lage bleiben können, solange Sie wollen und noch Lust und Luft haben in ihren Lungen.

Nun legen Sie die Wattebauschbällchen neben sich auf den Boden und lassen den Oberkörper zurücksinken in die Ausgangslage der Wattebausch-Übungen, wie sie in der ersten Wattebauschübung beschrieben ist, und wie Sie sich noch erinnern werden nach der langen Zeit, die nun seit der ersten Wattebauschübung vergangen ist.

Nun haben Sie Zeit und Luft und Lust, die ganze Übung zu wiederholen, weil es die achte Wattebauschübung ist und Sie nun schon ein kleiner Meister in den Wattebauschübungen sind, und Sie sich die Zeit und die Lust und die Luft nehmen wollen und möchten, ein großer Meister in den Wattebauschübungen zu werden, wenn sie die achte Wattebauschübung nun wiederholen und wiederholen, bis Ihnen die Zeit oder die Lust oder die Luft vergeht, und Sie nun aufstehen und eine Pause machen, bevor Sie die neunte Wattebauschübung und weitere, die noch folgen werden, sich aneignen oder wiederholen, ganz nach dem Stand Ihrer Meisterschaft in den Wattebausch-Übungen.

Die Wattebauschübungen sind nun ganz entwickelt und entwickeln sich in Ihnen weiter, wenn Sie bei der Sache sind und bei der Stange bleiben und die Wattebauschübungen in Ihre Gewohnheiten übernehmen und sich daran gewöhnen, sie in Ihren Tagesablauf aufzunehmen wie die Gute-Nacht-Geschichten, die man Kindern erzählt, ehe sie zu Bett gebracht werden, oder den Morgenspaziergang, den die alten Leute machen, damit sie ihre Beweglichkeit und Tagesübersicht wieder finden, und die schönen anderen Sachen, die uns allen lieb und teuer sind, wie früher der Bohnenkaffee, als es noch etwas Besonderes war, Kaffeebohnen zu mahlen und guten Kaffee zu kochen, den man schätzt und genießt und sich nicht vorenthält, wenn man ihn hat.

Das ist alles, was ich zu den Wattebauschübungen im Liegen auf dem Rücken sagen wollte, obschon es mir schwer fällt, die vielen anderen Übungen zurückzuhalten, die noch ins Dasein wollen und die sich an die bisher beschriebenen Wattebauschübungen anschließen und ihnen folgen möchten, wie die Küken der Henne.

Das ist alles, was ich mir jetzt und hier erlauben will und erlauben kann, über die Wattebauschübungen im Liegen auf dem Rücken zu sagen und von mir zu geben, ohne die vielen anderen Wattebauschübungen im Liegen auf dem Rücken zu beleidigen und zurückzusetzen gegenüber den wenigen, die wir besprochen und ausgeführt und uns angeeignet haben, und ohne die vielen anderen Wattebauschübungen im Nicht Liegen auf dem Rücken zurückzuhalten und zu versetzen und ihnen die Gelegenheit nicht zu geben, nun zu Ihnen zu gelangen und ihr Wunder an Ihnen zu tun und zu vollbringen, wie es in ihnen angelegt und in ihre Absicht gelegt ist.

Das ist nun alles, was ich zum Schluss der Wattebauschübungen im Liegen auf dem Rücken sagen möchte und gesagt habe und wir kommen nun zu den Wattebauschübungen im Liegen auf dem Bauch, der uns nun brennend interessiert und uns nahe steht und nicht länger in die Luft gucken soll.

## Die Wattebauschübungen
## - auf dem Bauch liegend

Wir haben nun viel Zeit und Ruhe und alle Geduld, die unser tägliches Leben und unser alltägliches Lebensgefühl uns lassen und erlauben auszukosten, um etwas Neues zu beginnen in dem Gefühl, etwas anderes schon geschafft zu haben, wie die Kinder ein solches Gefühl kennen und vielleicht noch erinnern werden, wenn sie das erste Schuljahr hinter sich gebracht und nicht mehr als Erstklässler zu bezeichnen sind, weil sie nun den Ranzen höher tragen und die Schultasche freudig packen, wenn sie morgens zur Schule gehen und nicht mehr als Erstklässler gerufen und als solche gezeichnet sind, weil alle anderen Kinder in der Schule, die nicht Erstklässler sind, sich nicht mehr erinnern möchten, dass sie selbst auch Erstklässler waren und den Ranzen unten hängen hatten mit dem Gewicht des Ranzens und dem Gewicht der Bücher und der anderen Schulsachen, die nicht so recht auf den Rücken eines Erstklässlers passen und sich gar beschwerlich ausnehmen in dem Ranzen, der nach unten hängt und die Schultern nach unten zieht und die Kinder zu Bücklingen und Kümmerlingen werden lässt, obgleich sie keine Bücklinge und keine Kümmerlinge waren, als sie rund und frisch und winzig klein den Eltern in die Wiege gelegt wurden, und es den winzig kleinen und frischen und runden Babys nicht im Schlaf gekommen wäre, das sie schon so bald eine schweren Ranzen auf den Rücken nehmen und ihn nach unten hängen lassen sollen und die Bücher und die Hefte und die anderen Schulsachen jeden Tag in die Schule schleppen müssen, weil sie die Bücher und die Hefte und die anderen Schulsachen vielleicht in der Schule brauchen, und sie dann, nach all den Stunden des Stillsitzenmüssens und Zuhörenmüssens und Lesenmüssens und Schreibenmüssens und Rechnenmüssens, den Ranzen wieder auf den Rücken nehmen sollen und müssen, um die Bücher und die Hefte und die Schulsachen wieder nach Hause zu schleppen, wo sie die Bücher oder die Hefte oder die anderen Schulsachen vielleicht brauchen, um die Aufgaben zu machen, die ihnen aufgegeben sind zu Hause zu machen, weil die Schule nicht für die Hausaufgaben sondern für die Schulaufgaben da sei, wie man an der Sprechweise leicht erkennen könne, und die Lehrer und die Eltern und die Schulbehörden und die Kultusbehörden und die anderen Behörden nichts dafür können und auch nichts daran ändern können, dass die Sprechweise von ihnen und den Kindern verlangt, dass sie die Schulaufgaben in der Schule und die Hausaufgaben zu Hause machen müssen, und es immer schon so gewesen ist in unserem Lande und in unserem Pflichtbereich, wo die Ranzen früh aufgenommen werden müssen, auch wenn sie nach unten hängen und die Schultern nach unten ziehen und die Kinder daran hindern, zu hüpfen und zu springen und ausgelassen zu sein, wie es Kinder sind und waren in anderen Ländern und anderen Pflichtbereichen, wo die Ranzen nicht zur Schule geschleppt und dann wieder nach Hause geschleppt werden müssen wie bei den Soldaten der Tornister, von dem sich der Ranzen möglicherweise ja ableitet, auch wenn das keiner sagt oder sagen möchte, um die Kinder nicht zu verwirren über die Ranzen und die Tornister und die Soldaten und die Schüler und die Schulen und die Kasernen, weil doch jeder weiß, dass ein großer Unterschied ist zwischen den Kindern in der Schule und den Soldaten in den Kasernen, und ein großer Unterschied ist zwischen dem Lernen in der Schule und dem Exerzieren in den Kasernen, und ein großer Unterschied ist zwischen dem Schülerleben und dem Soldatenleben, und ein großer Unterschied ist zwischen der Vorbereitung aufs Leben und der Vorbereitung auf den Krieg.

Das ist alles, was ich vorab zu den Wattebauschübungen im Liegen auf dem Bauch sagen möchte, ohne mich zu vertun und zu vertuschen mit den Ranzen und den Tornistern und den Lehrern und den Feldwebeln und den Schulbehörden und dem Generalstab.

Das ist alles, was ich sagen und von mir hören lassen möchte, ohne denjenigen zu nahe zu treten, die entweder den einen oder den anderen anzugehören die Ehre haben und sich die Ehre geben, sich den einen oder den anderen zu widmen und ihnen ihr Leben zu verschreiben in dem guten Willen, den sie als gute Menschen ihr eigen nennen in einem guten Land und um des Guten willen, das sie tun und lassen.

Das ist alles, und wir können nun mit der Vorübung beginnen, die ich nun beschreiben will.

## Die Vorübung

Wir legen uns nun auf den Bauch, den wir zuvor so gekleidet haben, dass es uns nicht hemmt und hindert, wenn wir einen zu engen Gürtel oder eine zu enge Hose oder sonst was haben, was wir oft haben, wenn wir mit unserem Bauch nicht zufrieden sind und ihn gern vor den Blicken der anderen verbergen möchten, was wir bei diesen Übungen auch dadurch erreichen können, dass wir uns auf den Bauch legen und ihn so vor den Blicken der anderen und unseren eigenen Blicken verbergen, und daher keinen engen Gürtel und keine engen Hosen und sonst was Enges brauchen, um den Bauch zu verstecken und zu verbergen, und wir auch später auf das Enge verzichten können, wenn wir die Wattebauschübungen auf dem Bauch liegend fein säuberlich gemacht und geübt haben, weil wir in diesem Fall und sondergleichen den Bauch nicht mehr zu verstecken brauchen, sondern ihn stolz und mit Würde vorzeigen können, wie dies für die Bäuche angemessen ist, und sie von Natur aus dafür angelegt sind, dass sie den Stolz und die Würde in sich haben und von dort auf den ganzen Körper ausstrahlen und verteilen, und sie das willig und mit Freuden machen, wenn sie nicht durch zu enge Gürtel und zu enge Hosen oder sonst was Enges daran gehindert werden.

Nun kommt es wie von selbst, dass wir das Kinn heben und die Arme mit den Händen vor unseren Augen zu Fäusten ballen, weil wir noch keine Wattebauschbällchen in den Händen haben und enttäuscht und frustriert sind, weil wir mit der eigentlichen Wattebauschübung noch warten müssen und deshalb zornig und mit Wucht und mit den Fäusten auf den Boden schlagen, so dass der Boden zittert und verzagt, weil er diese Behandlung von unserer Seite nicht gewöhnt ist, und der Boden sich nun darauf einrichten muss, dass ihm diese Behandlung noch öfter widerfahren wird, bis wir mit der Vorübung zu den Wattebauschübungen auf dem Bauch liegend fertig sind, was etliche Jahre dauern kann, weil der Bauch sich an die Vorübung zu den Wattebauschübungen auf dem Bauch liegend gewöhnt und sie nicht missen möchte und nicht zurückkehren möchte in die Enge von Gürteln und Hosen und sonst was.

Das ist alles, was ich zur Vorübung zu den Wattebauschübungen auf dem Bauch liegend sagen möchte, ohne jedoch zu vergessen zu erwähnen, dass das Trommeln mit den Fäusten trotz aller Wut und allem Zorn und allem sonst was, das sich in unserem Bauch angesammelt und gespeichert hat, mit Bedacht und Würde erfolgen sollte, so dass nicht die Fäuste für die Enge in den Gürteln und den Hosen und den sonst was büßen müssen, was sie nicht verdient haben, denn sie haben ihre eigene Enge zu ertragen, weil sie nicht so oft, wie sie möchten, sich ballen und trommeln und schlagen dürfen, sondern sich strecken und sich flach machen müssen zu freundlichem Händeschütteln und freundlichem Zuwinken und freundlichem Grüßen, wo sie lieber sich gehen lassen möchten und das sein möchten, was sie von Natur aus sind, nämlich Hände, die sich biegen und sich krümmen und sich ballen und sich zupacken lassen können, und das Biegen und Krümmen und Ballen und Zupacken nicht dem Rücken überlassen und sich hinter ihm verstecken möchten, wie wir ihnen das oft und zu unser aller Schaden verordnen und aufzwingen.

Das ist nun die Vorübung zu der Wattebauschübung auf dem Bauch liegend, die wir gleich beginnen werden, wenn wir wieder bei Atem sind und die Zornestränen abgewischt haben, wenn sie uns gekommen sind, oder sie hinunter geschluckt haben, wenn sie uns nicht gekommen sind, oder wenn wir die Zornestränen wieder in den Bauch gesteckt haben, wenn sie uns fast gekommen sind, oder wenn wir keine Zornestränen in uns und in unseren Bäuchen kennen und vermuten, weil sie sich inzwischen in Steine verwandelt haben, und wir sie im Säckel mit uns herumschleppen oder auch nicht mehr herumschleppen, wenn wir sie dem Arzt gebracht haben, damit er sie uns herausoperieren und in Gallensteine verwandeln kann.

Das ist alles, wenn ich mir die Bemerkung verkneife, dass wir die Gallensteine wieder zurückverwandeln könnten in steinerne Tränen, wenn wir sie noch hätten und sie nicht im Säckel halten noch behalten wollten, sondern sie loslassen und zurückverwandeln in Wasser und Gold, und das Wasser in die Augen und das Gold in das Herz kommen lassen, wie das von Natur aus so vorgesehen ist.

Das ist alles, wenn ich mir auch die folgende Bemerkung verkneife und sie schlucke und in den Bauch packe und in den Säckel stecke, obgleich ich weiß, dass es mir mein Bauch übel nehmen wird, und er mich zwicken und zwacken wird, wenn ich also die Bemerkung lasse und verschlucke, die mir auf der Zunge liegt, wenn ich an die kleinen zarten Babys denke in ihrer Frische und in ihrem Rosigsein und in ihrem Strampeln auf dem Rücken liegend, und dann an die kleinen Kinder denke mit ihren Ranzen, die herunter hängen, und mit ihren Schultern, die herunter gezogen sind, und mit ihren Rücken, die sich in den Schulbänken krümmen und biegen, und wenn ich an die kleinen Menschen denke in den Maschinen und in den Geräten und in den Kanonen und in den Panzern und in den Schiffen und in den Flugzeugen und in den Raketen und in den Kasernen und in den Gräbern auf den Friedhöfen.

Das ist alles, was sich mir entwinden und entringen konnte, weil ich die Zähne zusammen gebissen habe und den Gürtel verengt habe und die Hose verengt habe und den Zorn heruntergeschluckt und mir verbissen habe, und mich nicht habe gehen und trommeln und auf den Boden schlagen lassen wie Sie, die Sie nun die erste Vorübung hinter sich haben und nun fröhlich und guter Dinge und in gutem Zustand mit gutem Willen in einem guten Land auf einem guten Boden auf einem guten Bauch liegend sich der ersten Wattebauschübung auf dem Bauch liegend zuwenden können.

## Die erste Wattebauschübung

Das ist alles, was ich über die erste Wattebauschübung auf dem Bauch liegend vorab sagen möchte und beschreibe sie nun.

### Hier nun die erste Wattebauschübung

Dazu legen wir uns auf den Bauch, wie wir es bei der Vorübung schon gemacht haben, und nehmen die Wattebauschbällchen in beide Hände, wie wir das bei den Wattebauschübungen *auf dem Rücken liegend* schon gemacht haben, und halten sie locker und leicht und wolkengleich in den Händen, die wir nun nicht wieder zur Faust geballt haben, sondern eher wie ein Vogelnest für die Wattebauschbällchen bereitstellen, dass sie warm und wohlig sich in ihnen anschmiegen und einfinden mögen.

Das ist alles, was ich über die erste Wattebauschübung sagen wollte und möchte, ohne die Zähne zu zeigen, wie dies in der ersten Wattebauschübung anzustreben ist, und die Texte fließen zu lassen wie die Worte, die Sie nun möglicherweise haben fließen lassen und nicht zerbissen und zerknirscht haben zwischen den Zähnen, auch wenn Sie hätten mehr Worte gehabt und fließen und gehen lassen können, denn dann hätten Sie nicht die Zähne zu knirschen und die Worte zerbeißen müssen wie ich, der ich die Worte in den Text fließen lassen muss und soll, damit die Wattebauschübungen zu ihnen kommen können und nicht das, was ich zwischen den Zähnen zurückhalte und nicht dafür bestimmt ist, in die Texte zu fließen, die Ihnen zukommen und helfen sollen, ihre eigenen Worte zu finden, die Sie im Bauch zurückgehalten und in die Enge des Gürtels gezwängt und in die Enge der Hose und in die Enge von sonst was gesteckt haben wie ich, der ich die Worte nicht kann fließen lassen in den Text, der die Wattebauschübungen begleiten soll, sondern sie zurückhalten will und soll und muss für eine spätere Zeit und einen anderen Text und einen anderen Ort.

Das ist alles, was ich all jenen sagen wollte, die wie ich das Knirschen mit den Zähnen und das Zerbeißen von Worten geübt und gebraucht und praktiziert haben ihr Leben lang, weil sie von Kindesbeinen an gelernt haben und dazu gebracht wurden, sich zu verhalten und sich zurückzuhalten und die Worte zu wählen und in feiner Weise zu setzen und ein gesittetes und gesetztes Benehmen an den Tag zu legen, und das Ungesittete und Ungesetzte in sich zurückzuhalten und in sich zurückzunehmen, bis es in sich verschwunden ist und scheint und sich nicht mehr äußert und sich nicht mehr kenntlich macht als in dem, was sich in steinerne Tränen und in sonst was verwandelt, über das ich noch schreiben werde an passender Stelle im Text.

Das ist alles, was ich auch all jenen sagen möchte, die wie ich ein sittliches Benehmen und ein würdiges Verhalten und ein über die Maßen Zrückgenommensein für einen guten Lebensstil halten und daher die engen Hosen und die engen Gürtel zur Mode sich erwählt haben und sich dafür zugute tun, das diese Mode sittlich und gebräuchlich und würdig und dem Menschlichen angemessen sei, und es nicht schicklich und nicht passend und nicht dienlich finden, den Gürtel locker zu machen und die Hosen in Beinkleider zu verwandeln, wie dies in anderen Ländern schicklich und dienlich und passend ist für Männer, die sich ihrer Männlichkeit wohl rühmen können und diese nicht zur Schau stellen müssen in den engen Hosen, wie dies heute bei uns üblich ist.

Das ist alles, was ich auch all jenen sagen möchte, die wie ich die Enge und die Weite in sich zu verbinden und zu vereinen suchen und die Enge der Hosen mit der Weite des Geistes ausgleichen wollen, und die dabei vergessen und übersehen, dass das eine mit dem anderen nicht viel zu tun hat, es sei denn, dass sie den Kopf in die Hosen stecken und den Bauch auf die Schultern nehmen.

Das ist alles, was ich auch all jenen sagen möchte, die es passend und dienlich finden, die Enge der Hosen mit der Enge ihres Horizontes in Einklang zu bringen, und die die Enge in sich mit der Weite ihrer Ausflüge und Abenteuer ausgleichen wollen, und die aus diesen und aus anderen Gründen ein unstetes Leben führen und sich ständig nach einem weiteren Ort und in ein weiteres Land begeben wollen, und die sich nicht einpassen können noch wollen noch gewählt haben, sich einzupassen in die Enge der Hosen und in die Enge ihres Horizontes und in die Enge einer Familie und einer Gemeinschaft, und daher das Weite suchen, wo immer sie sich gerade aufhalten.

Das ist alles, was ich auch all jenen sagen möchte, die nicht glauben, dass die Wattebauschübungen daran etwas ändern können, und die lieber Medikamente schlucken und den Arzt angehen um Mittel dieser und jener Art gegen die Enge der Hosen und die Enge der Gürtel, die uns in diesem Leben auferlegt sind in dieser oder jener Weise und Art und Form.

Das ist alles, was ich über die Enge an sich und die Enge in uns und die Weite an sich und die Weite nicht in uns sagen wollte, ohne mich zu verlieren in der Enge von Worten und Sätzen und Texten oder in der Weite meiner Wünsche und Träume, die in den Wattebauschübungen keinen Raum finden werden noch sollen noch wollen, und die ich zurückhalte wie die Worte, die ich eben wieder mit den Zähnen zerbissen und zerknirscht habe, weil ich nun lieber die Wattebauschübungen machen werde als weiter zu schreiben in der Enge von Worten und Hosen und Texten und Gürteln.

Das ist alles, was ich über die erste Wattebauschübung auf dem Bauch liegend sagen möchte und gehe nun über zur zweiten Wattebausch-Übung, die ich gleich beschreiben werde, nachdem ich mir die Weite gesucht und in den Wattebauschübungen gefunden haben werde.

## Die zweite Wattebausch-Übung

Das ist alles, was ich nun über die Enge und die Weite sagen werde und schreiben werde und von mir hören lassen werde, ohne mich mit jenen aufzuhalten, die noch bei der ersten Wattebauschübung sich verweilen, weil sie die Enge in sich nicht spüren, oder sie spüren und nicht so recht ernst nehmen, oder weil sie ganz einfach eine andere Kragenweite haben und daher es in der Enge ohne Murren und Klagen aushalten und nicht den Bauch einziehen oder den Gürtel enger schnallen müssen wie die anderen, deren Kragenweite auf Enge gestellt zu sein scheint.

Das ist nun alles, was ich über das Enge und das Weite sagen wollte, und wir können nun fortschreiten und den Bauch ein wenig mehr belasten und nachsehen, was wir dann aus ihm herausdrücken und was sich in den Wattebauschbällchen ansammeln wird, damit wir es erfahren und erlauschen können.

Das ist alles, was ich sagen wollte, und komme nun dazu, die nächste Wattebauschübung zu beschreiben.

### Hier nun die zweite Wattebauschübung

Bei dieser Übung heben wir den rechten Arm und halten ihn ein wenig über den Boden, so dass er schwebt und einrastet und das Wattebauschbällchen vor unseren Augen so recht deutlich sichtbar ist und wir es betrachten können und bei der Betrachtung des Wattebauschbällchen verweilen können, bis wir spüren, dass es genug ist, und das Wattebauschbällchen wieder zurück auf den Boden kehren möchte, wo es nun neben dem anderen Wattebauschbällchen zu liegen kommt, und die beiden wieder vereint nebeneinander liegen wie bei der ersten Wattebausch-Übung.

Das ist nun einfach zu machen und scheint keine so rechte Übung zu sein, und mancher starke Mann wird sich fragen, ob er nicht lieber eine ordentliche Übung machen sollte, und die Wattebauschübungen den Frauen und den Kindern überlassen.

Das ist alles, was ich über Frauen und Kinder und die Wattebauschübungen sagen wollte, ohne jene starken Männer zu überreden, nun noch einen Versuch zu machen und die Übung zu wiederholen und zu wiederholen, bis auch sie die hauchfeinen Stimmen hören können, die ihnen aus der Watte entgegen dröhnen, wenn sie es nur wagen wollten, so recht die Ohren aufzusperren und das Maul zu halten.

Das ist alles, was ich über die Wattebauschübungen und die starken Männer und das Maul halten sagen wollte, ohne mich im Geringsten dafür zu schämen oder mich zu entschuldigen bei denen, die sich nicht gerne den Mund verbieten lassen und lieber die Ohren zuhalten als den Mund. Auch möchte ich mich nicht bei denen entschuldigen, die sich lieber eine schwere Hantel auf den Bauch legen und damit prahlen, was sie für starke Bauchmuskeln haben, weil ich dies selbst schon gemacht und dabei erfahren habe, dass die Bauchmuskeln nichts dafür können, dass wir die Tränen in den Sack stecken, bis sie zu Stein geworden sind und in uns Klumpen und rumoren wie die Rumpelsteine im Bauch des Bösen Wolfes, der die sieben Geißlein verspeisen wollte und sich an deren sechsen bereits den Magen verdorben hat, auch wenn ich zugeben will, dass die Geißenmutter dabei nachgeholfen hat, wie überhaupt die Mütter gerne etwas nachhelfen, damit die Bäuche voll und schwer und angefüllt werden, und sich nicht immer darum kümmern können, ob sich Unverdauliches auch dabei befinden möge, weil sie doch nicht in den Bauch hineinsehen können wie die Geißenmutter, die immerhin wie eine Schneidersfrau zu Werke ging und den Bauch des Bösen Wolfes aufgeschnitten hat, damit die kleinen Geißlein wieder ins Freie hüpfen konnten.

Das ist alles, was ich über den Wolf und die sieben Geißlein und den Brunnen und den Durst und das Löschen von Durst sagen wollte, ohne jenen nahe zu treten, die auch viel Durst haben und sich sehnlichst einen großen Brunnen wünschen, von dem sie immer trinken könnten und der doch nie leer würde, und sie leider keinen Brunnen haben, sondern nur Flaschen, die schnell leer werden und sich nicht von selber füllen können, so dass sie gezwungen sind, sich immer neue und andere Flaschen zu besorgen und doch nicht damit in die Nähe ihres Brunnens gelangen, auch wenn sie keine Wackersteine schleppen müssen, sondern nur die kleinen Steinernen Tränen, die doch nicht so schwer sein können wie Wackersteine, und die sie gewohnt sind mit sich herum zu schleppen und es nicht merken und doch keinen Weg zu dem Brunnen finden, in dem sie ihren großen Durst löschen können.

Das ist alles, was ich über den Durst und das Löschen von Durst und die starken Männer und die Brunnen und die Wackersteine sagen möchte, ohne zu verhehlen, dass ich nicht weiß, wie man den großen Durst löschen kann und auch kein Rezept kenne, wie man die Flaschen zu ewig fließenden Brunnen machen kann und leider nur die Wattebauschübungen anbieten kann für den großen Durst und das Brennende Verlangen, das ich wohl kenne und nicht in mir und vor mir verbergen möchte.

Das ist alles, was ich zum Großen Durst und den Wackersteinen und den Steinernen Tränen und den Wattebauschübungen sagen möchte, ohne mich in der Tiefe meines eigenen Kummers zu verlieren oder zu verirren und noch mehr aus mir herauszuziehen, als das Wenige, das ich bisher angedeutet habe, und es den Wattebauschübungen und den Wattebauschbällchen und Ihrem eigenen Geschick und Ihrer eigenen Sehnsucht und Ihrem eigenen Großen Durst und Ihrem eigenen Brennenden Verlangen überlassen möchte, die Weisheit und die Allwissenheit zu erfahren, die in Ihnen verborgen liegen, wenn Sie sich unter der Mühe und Last dessen, was in Ihnen auch verborgen liegt, zu dem Tiefen Brunnen haben schleppen können, in dem Sie schließlich den Großen Durst und das Brennende Verlangen und die Steinernen Tränen begraben können und begraben werden, wenn Sie daraus trinken. Und ich meinerseits nur dabeistehen kann und zusehen kann, wie die Wattebauschbällchen sich freuen, dass sie es geschafft haben, Sie auf den Weg zu bringen, was mir ganz sicherlich nicht gelingen wird, auch wenn ich noch soviel schreibe und an Beispielen aus mir herausziehe und herauskitzle und herauslocke.

Das ist alles, was ich nun und jetzt und hier zu der nächsten Wattebauschübung sagen wollte, die ich nun besser beschreiben werde, damit Sie vorankommen auf dem Weg, den ich soeben beschrieben habe.

### Die dritte Wattebausch-Übung

Die dritte Wattebauschübung auf dem Bauch liegend kann uns wohl ein Stück weiter bringen, wenn wir geduldig sind und die ersten Übungen ernsthaft und gewissenhaft machen, damit wir nicht den Weg verfehlen und das Ziel verfehlen, weil der Weg verschlungen und mit vielen Abzweigungen versehen sein kann, und das Ziel sich nicht immer zeigen muss, wenn man sich auf den

Weg macht, sondern es so recht in den Fußspuren zu suchen ist, die wir selbst auf dem Weg hinterlassen. Darum mag es angehen, dass wir hin und wieder den Kopf wenden und nach hinten auf den Weg schauen, den wir gekommen sind, und unsere Augen auf den Boden heften und nach dem Ziel suchen, das wir vielleicht sonst aus den Augen verlieren und im Sand des Weges mit den Füßen treten.

Das ist alles, was ich zu Spuren im Sand und Weg suchen und Ziel verfolgen sagen möchte, ohne zu verhehlen, dass es mir oft nicht gelungen ist, das Ziel gleich und sofort zu sehen, wenn ich den Kopf nach hinten gewendet habe, und ein Stück des Weges zurückgehen musste und von vorne blicken und von vorne suchen, und mich nicht schäme zu gestehen, dass auch das nicht immer geholfen hat, weil ich damals die Wattebauschübungen noch nicht kannte und die Wattebauschbällchen noch nicht zu meinen Freunden hatte, und überhaupt noch unvernünftig und unerfahren im Suchen und Finden und Verlieren gewesen bin.

Das ist alles, was ich über Suchen und Ziel und Weg und Finden sagen wollte, ohne zu verhehlen oder mich deshalb zu schämen, dass ich die Suche noch nicht beendet und das Finden noch nicht begonnen habe und das Verlieren mir ein ständiger Partner ist auf meinem Weg des Suchens nach dem, was ich dereinst zu finden hoffe. Und es ist mir eine Genugtuung, und auch das will ich nicht verhehlen noch verbergen noch verstecken, dass mir das Finden noch nicht abgegangen ist und das Suchen zur Last und Freude geworden ist, und mir der Weg meist recht kurzweilig und nicht lang erschienen ist mit den vielen Spuren, die von mir und anderen auf dem Weg zu finden waren.

Das ist nun alles, was ich über Suchen und Finden und Weg und Ziel sagen wollte, ohne mich in den Gedanken zu verlieren, die mir reichlich durch den Kopf sausen bei dem Erinnern an die Wege, die ich gegangen bin, und die Ziele, die ich verloren habe, und das Gehen auf dem Weg, das mir oft beschwerlich erschienen ist, und die Last, die ich in meinem Bauch mit mir schleppen musste, weil ich die Wattebauschübungen noch nicht kannte auf dem Weg, den ich nun zu beschreiben fortfahren möchte.

## Hier nun die dritte Wattebauschübung

Die dritte Wattebauschübung ist nun einfach die Wiederholung der zweiten Wattebausch-Übung, doch nehmen wir dieses Mal das linke Wattebauschbällchen mit der linken Hand und dem linken Arm und heben sie leicht und locker über den Boden, so dass das Wattebauschbällchen schwebend und wolkengleich vor unserem linken Auge zur Ruhe kommt, und wir es ausgiebig betrachten und darin versenken und unser Wohlgefühl ihm mitteilen und angleichen können.

Das ist alles, was in dieser Übung zu machen ist, und ist also nicht viel zu machen und das Machen ist nicht das Problem mit dieser Übung, sondern das Werden lassen, und das Werden lassen ist das Problem für die meisten von uns, weil es nicht schicklich und dienlich ist und als Faulheit und Dummheit und Verlegenheit und Andersgeartetsein ausgelegt werden könnte, wenn man sich nicht zu den Machern zählen darf oder kann oder will.

Das ist alles, was ich über die dritte Wattebauschübung und das Machen und die Macher des Machens sagen möchte, ohne jenen zu nahe zu treten, die sich selbst zu den Machern rechnen dürfen oder können oder wollen, und im Machen den Gipfel des Tuns sehen, weil sie von Nicht Machen und Nicht Tun noch nichts gehört haben und auch in den Wattebauschübungen nicht richtig gelauscht haben, sonst hätten sie es gehört, denn die Wattebauschbällchen sind voll von Geschichten über das Machen und das Nicht Machen und über das Tun und das Nicht Tun, und ich möchte nur eine von den vielen Geschichten erzählen, die ich erlauscht habe, als ich vom Machen so recht die Nase voll und vom Nicht Machen noch nichts gehört hatte.

Das ist nun so recht eine Geschichte zum Langatmig werden und die Geduld seiner Hörer oder Leser zu überfordern, darum will ich es kurz machen und nicht erzählen, was ich erlauscht habe, auch wenn mir das Nicht Machen schwer fällt und das Nicht Tun nicht so recht liegen will, wie es mir erscheint, obwohl ich oft darunter leide, dass ich nicht alles gemacht habe, was zu machen war oder was zu machen ich mir vorgenommen hatte, und ich nicht verhehlen noch verschweigen will, dass ich mich manchmal für den Meister des Nicht Tun halte, wenngleich mich diese Meisterschaft nicht befriedigt noch mit Stolz erfüllt.

So will ich also doch die Geschichte erzählen und sie werden lassen, so lange sie werden will, um mich im Tun und Werden lassen zu üben an dieser Stelle im Text, und die Leser mögen es mir nachsehen, wenn ihnen das Werden lassen nicht gefällt, weder in diesem Buch noch in ihrem Leben. Denn ich will nicht verhehlen noch verschweigen, dass das Werden lassen ungleich schwieriger zu machen ist, als das Machen zu machen oder das Machen werden zu lassen, was auch nicht leicht ist, wie ich wohl weiß, und wie andere es wohl auch schon erfahren haben.

Das ist alles, was ich über die Geschichte erzählen wollte, denn sie hat es vorgezogen, sich nicht werden zu lassen an dieser Stelle im Text und in der Zeit, die ich ihr gegeben habe zum Werden lassen, so dass ich nun weiter gehen muss, denn der Wege wollen noch viele gefunden sein, und auch der Wattebauschübungen sind noch viele zu beschreiben, wie beispielsweise die nächste, die nun gleich folgen soll.

## Die vierte Wattebausch-Übung

Diese Übung ist nach meinem Geschmack und Bedürfnis, denn nun kann man sich vormachen, dass man etwas macht, was nicht jeder machen kann, und kann es zum Wettbewerb machen in sich und ihn mit anderen austragen, die nicht da sind, aber vorgestellt werden können, und kann es sich schwer machen und ein Meisterstück daraus machen, auch wenn dies in den Wattebauschübungen nicht angelegt ist und darum auch nicht hinein gesteckt werden sollte.

Das ist alles, was ich zu Meisterstück und Wattebauschübungen und Werdenlassen und Nichtmachen sagen möchte, ohne jene zu verletzen oder zu irritieren oder mehr als notwendig zu erzürnen, die es nicht lassen können, aus allem einen Sport und einen Wettbewerb und eine Konkurrenz zu machen, auch wenn dies weder darin angelegt noch irgend jemandem dienlich oder hilfreich oder nützlich ist.

Das ist alles, was ich über das Erzürnen und den Wettbewerb und die Konkurrenz sagen möchte, ohne jene zu verletzen oder zu irritieren oder mehr als notwendig zu erzürnen, die tagtäglich im Wettbewerb bestehen müssen, und die sich die Konkurrenz nicht wünschen, der sie tagtäglich ausgesetzt sind, und die es sich leichter machen möchten ohne Wettbewerb und ohne Konkurrenz.

Das ist alles, was ich über Wettbewerb und Konkurrenz und Wattebauschübungen sagen möchte, ohne jene zu verletzen oder zu irritieren oder mehr als notwendig zu erzürnen, die jedem Wettbewerb und jeder Konkurrenz aus dem Wege gehen, weil sie sich fürchten, in einen Wettbewerb oder in eine Konkurrenz gestellt zu werden, ohne ausreichend dafür gerüstet zu sein, wie es oft die Kinder sind, die man allzu oft und allzu früh in einen Wettbewerb und in eine Konkurrenz schickt und sie darin aussetzt wie Hänsel und Gretel im Wald, ohne dass sie dafür ausreichend gerüstet sind oder darin hinreichend geschützt und gesichert sind, so dass sie allzu oft darin verletzt und verludert werden von denen, die immer und überall einen Wettbewerb und eine Konkurrenz suchen und finden und aufmachen, wo keine notwendig und keine erforderlich ist, und die man besser auf die Pferdebahn schicken sollte, wo sie das reichlich finden, was sie in der Schule suchen.

Das ist alles, was ich zu Wettbewerb und Konkurrenz und Pferdebahn und Schule hier und jetzt sagen möchte, und komme nun zu der Beschreibung der nächsten Übung, damit wir sie gemeinsam und ohne jeglichen Wettbewerb und ohne alle Konkurrenz machen und uns in sie vertiefen können, bis wir gemeinsam herausgefunden haben, wie viel Wettbewerb und Konkurrenz wir brauchen, und wie viel Wettbewerb und Konkurrenz die Kinder in der Schule brauchen, und wie viele Gemeinsamkeiten wir erkennen und finden können, wenn wir etwas gemeinsam und ohne Wettbewerb und ohne Konkurrenz machen wie beispielsweise die nächste Wattebausch-Übung.

## Hier nun die vierte Wattebauschübung

Diese Übung beginnt aus der Grundstellung der ersten Wattebauschübung und zwar so, dass wir nun beide Arme mit den Händen und den Wattebauschbällchen in die Höhe heben, so dass sie knapp über dem Boden leicht und locker schwebend zur Ruhe kommen und wir nun beide Wattebauschbällchen vor Augen haben und uns mit beiden Augen ihnen angleichen und in sie versenken und ihnen unser Wohlgefühl mitteilen und darein geben können. Wenn wir uns unseres Wohlgefühles ganz sicher sind, und auch das Wohlgefühl aus den Wattebauschbällchen in unsere Augen genügend eingedrungen ist, können wir die Arme wieder sinken lassen und zur Grundstellung der ersten Wattebauschübung zurückkehren.

Das ist nun alles ganz einfach, wenn wir auf jegliche Konkurrenz und jeglichen Wettbewerb verzichten und die Wattebauschbällchen sich selbst überlassen und sie schweben lassen, wie sie schweben wollen, ohne ihnen dazwischen zu reden oder dazwischen zu handeln, wie wir das sonst gewohnt sind zu tun.

Das ist alles, was ich zu Wattebauschbällchen und Schweben und Dazwischenreden sagen möchte, ohne zu verhehlen und zu verschweigen, dass ich mich selbst dieser Krankheit bezichtigen und anschuldigen muss, und sie nicht losgeworden bin in all den Jahren redlichen Mühens und Versuchens und Sichbessernwollens, die ich nun hinter mir und noch vor mir habe, so dass ich nur hoffen kann, dass die Wattebauschübungen mir helfen werden, mich über Wettbewerb und Konkurrenz und Dazwischenreden und Dazwischenhandeln weiter zu belehren, und meine guten Vorsätze sich in mir festigen und verwandeln und ins Dasein finden, statt sich in Wünschen und Träumen und Sichfestvornehmen zu verirren und zu verwahren.

Das ist nun alles, was ich über Wettbewerb und gute Vorsätze und Sichfestvornehmen an dieser Stelle sagen möchte, ohne zu verschweigen und zu verhehlen, dass es mir schwer fällt, die vielen Vorsätze noch zu erinnern, die sich in meinen Bauch verirrt und verwahrt haben, und dass ich wohl noch lange üben muss, um sie, einen nach dem andern, wieder ans Licht und ins Dasein zu bringen und zu holen.

Das ist alles, was sich in mir bildet und entwirrt, wenn ich an meinen Bauch und die vielen guten Vorsätze und an Erinnern und an Verwahren und an Nicht Erinnern und an Verirren denke, und ich möchte mich nicht damit aufhalten, meinen Bauch zum Mittelpunkt der Wattebauschübungen zu machen, sondern den Gang der Dinge sich finden lassen und die Beschreibung der Wattebauschübungen fortführen, auch wenn mein Bauch dabei im Spiel sein kann, was ich ihm nicht verdenken kann noch will, weil ich nicht weiß, wo sich meine Gedanken in mir herumtreiben, obwohl wir gewöhnlich glauben, dass sie im Kopf entstehen und dort verbleiben, bis wir sie vergessen haben, und ich andererseits dem Wort entnehme, dass das Essen und das Vergessen sich hin und wieder die Hand reichen und ein Stück Wegs gemeinsam gehen, wobei wir nicht umhin können, unseren Bauch ins Spiel zu bringen. Wissen wir doch alle, dass das Essen durch den Bauch wandert und nicht durch den Kopf, obwohl ich mir darüber nicht mehr ganz so sicher bin wie ehedem, als ich die Wattebauschübungen noch nicht kannte.

Das ist alles, was ich über Bauch und Essen und Vergessen und Erinnern sagen möchte, ohne denen nahe zu treten, die eben gegessen haben und an ihrer Mahlzeit noch dauen, oder jenen zu nahe zu treten, die an ihren Erinnerungen noch dauen, noch jenen anderen ein Leides zufügen möchte, die an beiden dauen und im Dauen ein gestörtes Verhältnis zu sich haben, was man gemeinhin Verdauungsstörungen nennt.

Das ist alles, was ich zu Verdauen und Erinnern und Bauchweh sagen möchte, ohne mich mit jenen zu überwerfen, die sich auf Verdauungsstörungen spezialisiert haben und wissen, wie sie zu behandeln sind, oder mich mit jenen zu streiten, die in ihren Labors Pillen und Tropfen herstellen, um das Dauen und das Verdauen anzukurbeln und wegzukurbeln, ganz wie der Patient es wünscht.

Das ist alles, was ich über Pillen und Tropfen und andere Wässerchen sagen möchte, ohne jenen ins Handwerk pfuschen zu wollen und zu können, die sich im Verdauen der Anderen gut auskennen, und an ihrer eigenen Verdauung kranken und leiden.

Das ist alles, was ich zu Verdauen und Kranken und Leiden und Pillen und Tropfen und andere Wässerchen sagen möchte, und will nun schweigen und harren, damit sich mir nicht der Magen querlegt, und der Darm sich mir schlingt, und die Winde sich in mir klemmen und hemmen, und so manches andere Wunder sich in mir vollbringt, was die Natur nicht vorgesehen, aber die Medizin unserer Zeit erfunden hat.

Das ist alles, was ich zu Medizin unserer Zeit und zu Unsere Zeit und zu Natur In Uns sagen möchte, ohne mich zu verharren und zu verbremsen in dem, was noch zu sagen wäre, aber andernorts oft und sicher gesagt und geschrieben ist, und ich nicht der einzige bin, der an beidem zu dauen und zu verdauen sich bemüht: an der Natur in uns und an der Medizin unserer Zeit.

Das ist nun alles, was ich mir aus den Fingern und dem Bauch saugen möchte, ohne dem Buch und mir und dem Leser damit zu schaden, und will nun endlich fortfahren, die Wattebauschübungen zu beschreiben, damit sich mir nicht ein weiterer Stau bildet, den ich in Folge mit zu dauen und zu verdauen habe.

Das ist nun wirklich alles, was ich über Stauen und Verdauen sagen möchte, und finde nun keinen Übergang zu der nächsten Wattebausch-Übung, außer dem, dass ich sie beschreibe und es dem Leser und den Übenden überlasse, den Übergang zur fünften Wattebauschübung in sich zu finden und zu vollziehen.

## Die fünfte Wattebausch-Übung

Die fünfte Wattebauschübung sieht uns noch immer auf dem Bauch liegen, auch wenn dieser inzwischen von seinem Kummerspeck etliches mag hergegeben haben, was ich ihm nicht verdenken möchte, wenn er sich andauernd und beständig mit den Wattebauschbällchen befassen und beschäftigen muss und soll, obwohl er sich nicht daran erinnern wird, dass er jemals ein solch zartes und widerspenstiges Gebilde hat verdauen müssen. Daher wollen wir ihm etliches zu schlucken geben und ihn mit sich selbst belasten und ihn an seine Pflichten und naturgegebenen Aufgaben erinnern und ihm etwas zu dauen und zu verdauen geben, was ihm besser schmecken mag als Wattebauschbällchen.

Das ist alles, was ich über Dauen und Verdauen und Bauch und Mögen und Wattebauschbällchen sagen möchte, und ich bin mir sicher, dass der Magen mit dem Mögen und dem Bauch etwas gemeinsam hat, und sei es auch nur der Ort, wo sie sich treffen und finden und befinden, wenn sie an einem Problem zu knabbern haben, ein jeder nach seiner Art und auf seine Weise.

Nun will ich damit nicht gesagt haben und auch nicht so verstanden werden, dass ich das Mögen dem Magen andichte oder dem Bauch zuschreibe, sondern ich möchte gesagt haben und es so verstanden wissen, dass der Ort, wo wir uns befinden, wenn wir jemanden mögen oder jemanden nicht mögen, uns mit unserem Bauch und mit unserem Magen vereint, und nicht einer ohne den anderen sein kann noch will, solange wir leben in diesem Dasein und Hiersein und Anderssein von Anderen.

Das ist alles, was ich zu mir und Anderen über den Ort, wo wir uns treffen in dieser Zeit, und über unseren Bauch und unseren Magen sagen möchte, ohne zu verschweigen und zu verhehlen, dass mir mein eigener Bauch und mein eigener Magen zu schaffen machen, und ich nicht in jedermanns Bauch und in jedermanns Magen hineinsehen oder gar darin landen möchte, wenn sich mir das Mögen und das Nichtmögen bilden und einstellen, obwohl ich nicht so sicher bin, wie die Psychoanalyse dies sehen mag, wenn sie vom Kollektiven Unbewussten spricht und schreibt und daran glaubt, was mich nicht dazu verleiten kann noch soll, das Kollektive Unbewusste in Frage zu stellen oder meinem Mögen und Nichtmögen auszusetzen, solange wir uns nicht klar darüber werden und geworden sind, wo sich dieses Phänomen aufhält und befindet, und ich nicht mich noch das Kollektive Unbewusste in Verruf bringen möchte, noch die Psychoanalyse, noch ihre Vertreter und Verteidiger, noch ihre Feinde und Angreifer, sondern ich nur feststellen möchte, dass sich in mir eine Unklarheit findet, über die ich sprechen wollte und dies soeben getan habe, ohne mich mit meinem Bauch und mit meinem Magen und mit meinem Mögen und Nichtmögen zu entzweien und zu verstreiten.

Das ist alles, was ich zu *Psychoanalyse* im Allgemeinen und zu *Kollektives Unbewusste* im Besonderen und zu Mögen und Nichtmögen sagen möchte, ohne mich mit jenen zu verzanken und zu verstreiten, die weder an das eine noch an das andere glauben mögen und das Nichtmögen von Psychoanalyse im Allgemeinen und von Kollektives Unbewusste im Besonderen ihrem Bauch und ihrem Magen und ihrem Mögen zum Verdauen geben und zur Last auch.

Das ist alles, was sich in mir findet und einstellt, wenn ich meinem Mögen und Nicht Mögen freien Lauf lasse und es aussuchen lasse, was immer es sich aussuchen will, ohne ihm dazwischen zu gehen und dazwischen zu sprechen oder gar es daran zu hindern, sich zu bilden und einzustellen nach seinem eigenen Mögen und Nicht Mögen, wo immer es sich bilden und einstellen möchte, sei es in meinem Bauch oder in meinem Magen oder sonst wo in mir oder anderswo, wenn es ihm gefällt, sich einen anderen Ort zu suchen als meinen Bauch oder meinen Magen oder sonst wo in mir, weil ich doch nicht mögen will, dass es sich einzwängt und einklemmt in meinen Bauch oder meinen Magen oder sonst wo in mir, da ich nicht ein eingezwängtes oder eingeklemmtes Mögen oder ein eingezwängtes oder eingeklemmtes Nicht Mögen in mir haben und ertragen möchte, weil ich weiß und vermute, dass sich das Eingeklemmte und das Eingezwängte auf meine Verdauung ungünstig auswirken könnte, wie sich überhaupt das Eingeklemmte und Eingezwängte leicht auf die Därme und die Hosen und die Gürtel überträgt, so dass das eine das andere hervorruft und heraufbeschwört und man am Ende nicht mehr weiß, wer der Urheber und Erfinder des Eingeklemmtseins und des Eingezwängtseins gewesen sein *mag*, was immer auch dieses 'mag' hier bedeutet.

Das ist alles, was ich mir über Mögen und Nicht Mögen erlaube zu sagen und hören zu lassen, ohne mich in allen Einzelheiten über die Verdauung und die Därme und den Magen und den Bauch ausgelassen zu haben, wie jeder leicht feststellen kann, wenn er die Wattebauschübungen auf dem Bauch liegend macht und ihm die Wattebauschbällchen erzählen, was sich in seinen Därmen und seinem Magen und seinem Bauch alles an Eingeklemmtem und Eingezwängtem finden mag, was immer auch dieses 'mag' bedeutet.

Das ist alles, was ich sagen möchte zu denen, die mir immer noch zuhören und weiter lesen möchten, ohne sich in ihrem eigenen Mögen und ihrem eigenen Nicht Mögen auszukennen und zurechtzufinden, und die sich lieber meine Texte und meine Worte und meine Beschreibungen von Mögen und Nicht Mögen in den Bauch und in den Magen und in die Därme klemmen und zwacken, als dass sie in ihren eigenen Därmen und in ihrem eigenen Magen und in ihrem eigenen Bauch nachsehen, was sie dort an Texten und Worten und Beschreibungen von Eingeklemmtem und von Eingezwängtem finden mögen, das nicht in meinen Texten und in meinen Worten und in meinen Beschreibungen zu finden ist noch zu finden sein mag.

Das ist alles, was ich auch zu all jenen sagen möchte, die wie ich eine ordentliche Verdauung haben und im Allgemeinen mit ihren Därmen und ihrem Magen und ihrem Bauch zufrieden sind und ihn ab und zu klopfen und streichen und ihn loben und ihn nicht tadeln, wenn er ächzt und stöhnt unter der Last und den Dingen, die wir ihm zu dauen und zu verdauen auferlegen und die ihm nicht von seinem eigenen Mögen und Nicht Mögen ausgesucht worden sind, sondern von unserem Mögen und Nicht Mögen, was immer der Unterschied zwischen seinem und unseren Mögen und Nicht Mögen sein mag.

Das ist alles, was ich auch zu all jenen sagen möchte, die wie ich ihr Verdauen und ihr Dauen für selbstverständlich ansehen und sie nicht extra deswegen loben, sondern meinen und glauben, dass sie ihre Pflicht tun und es uns schuldig sind, ordentlich und gewissenhaft alles zu verdauen und zu dauen, was wir dem Dauern und Verdauen und dem Magen und den Därmen anbieten an Unverdaulichem und an Unansehnlichem und an Unanständigem und an Un-.. was weiß ich was alles in meinen Magen und in meine Därme und in meinen Bauch gelangt, weil ich mir nicht die Mühe mache und ich mir nicht die Zeit nehme, um sie alle auf ihr Nicht Mögen zu befragen und zu belauschen, sondern ihnen mein Mögen überstülpe, als sei es ihr eigenes und sie hätten keine Wahl, weil ich für sie zu wählen in Anspruch nehme und sie mir vertrauen und sich mir anvertrauen müssen, weil sie doch mein sind und mir gehören und kein Recht auf ein eigenes Mögen oder gar auf ein eigenes Nicht Mögen haben, wie ich mir auch einbilde und mir Glauben schenke in der Meinung, dass alles, was sich in mir befindet, mir gehört und sich meinem Mögen und Nicht Mögen unterzuordnen und zu unterwerfen habe, wie auch alles, was sich außerhalb von mir befindet, mir nicht gehört und sich mir nicht unterwerfen muss noch sich mir unterzuordnen die Pflicht hat, sondern ich es kaufen oder erwerben oder mir schenken lassen muss, wenn ich es nicht stehlen oder rauben oder sonst wie mir mit Gewalt nehmen will.

Das ist alles, was ich zu rauben und zu stehlen und zu Mit Gewalt sich nehmen sagen möchte, ohne auf alles das einzugehen und es zu erläutern und zu zerpflücken, was mit Gewalt und mit Nehmen und mit Stehlen und mit Mögen und mit Brauchen und mit Magen und mit Bauch zusammenhängen mag, weil ich es nicht überblicken kann, noch ich es in mir erschauen kann noch will noch soll, sondern dort lassen, wo es ist, und es nicht stehlen noch rauben noch mit Gewalt nehmen soll.

Das ist auch dann alles, wenn sich in mir und in meinen Därmen und in meinem Magen und in meinem Bauch noch vieles finden und sagen ließe, wie ich aus dem Drängen und Dräuen zu schließen vermag, das ich in mir finde und nicht zu rauben und zu stehlen und mit Gewalt mir zu nehmen brauche, weil es mich bedrängt und mich bedräut, dass ich es doch sagen und hören lassen soll, weil es so wichtig ist für die Enge in den Hosen und die Enge in den Därmen und die Enge in den Mägen und die Enge in den Bäuchen, und weil doch wenigstens ich, wenn sonst kein anderer, an dieser Enge etwas ändern könnte, wenn ich nur wollte oder es meinem Mögen und Nicht Mögen entziehen und mir zur Pflicht machen möchte, wie es sich schickt und es ansteht für einen Schreiber von Texten und Büchern, der sich in sich aus- kennt und es in sich findet und sucht, was er schreiben und sagen und hören lassen soll, ohne sich zu verpflichten und zu verschul- den, alles das, was er findet und was sich ihm aufdrängt und was sich in ihm bildet, zu sagen und hören zu lassen und es aufzu- schreiben für diejenigen, die es sich nicht leisten können noch wollen noch mögen, in ihrem Inneren nach eben diesen Dingen und eben diesen Sachen selbst zu suchen, sondern sich auf die Schreiber von Büchern und Texten verlassen, dass die es für sie tun und sich dafür bezahlen lassen mit Geld und Gold und Ehre und Ansehen und anderen Sachen, die sich für Schreiber von Texten und Büchern geziemen und angebracht sind und ange- bracht wurden, damit diese wiederum sich den Bauch voll schla- gen und in sich hineinfressen können, was die anderen, die es nicht aufschreiben und auch in sich hineinfressen und sich auch damit den Bauch voll schlagen, in den Texten und in den Büchern zu finden erhoffen, und sich so die Welt dreht und die Bäuche sich bewegen und die Verdauungen sich regen bei denen, die es aufschreiben, und bei denen, die es nicht aufschreiben, und ich nun nicht mehr überblicken und durchschauen kann, ob das nicht alles überflüssig und unnötig und sonst etwas ist und sich von selbst erledigen würde, wenn ein jeder in seinem eigenen Bauch nachschauen und nachsehen und nachsuchen würde, und es sich schließlich dort und so und auf diese Weise finden würde, dass es nichts mehr zu finden gibt, weil sich alles erledigt hat.

Das ist alles, was ich mir zu sagen und hören zu lassen erlaube über das Aufschreiben von Unerledigtem und über das Drucken von Büchern und über das Lesen und Nichtaufschreiben von Un- erledigtem und über das Aufschreiben und Nichtlesen von Uner- ledigtem und über sonst was, was sich nicht aufschreiben und daher auch nicht lesen lässt, ohne jene zu schelten oder zu kriti- sieren, die wie ich mit dem einen oder anderen ihr Geld verdie- nen und es sich gut gehen lassen oder auch nicht, sondern noch mehr aufschreiben oder noch mehr Bücher lesen oder noch mehr Geld verdienen, oder noch mehr Geld verdienen und Bü- cher schreiben und Bücher lesen mögen, und so und auf diese

Weise die Welt am Drehen halten und die Welt sich drehen lassen, worum sie immer sich drehen will, und sei es um das liebe Geld.

Das ist alles, was ich nun aufschreiben und aufsagen will und will aufhören, noch mehr aufzuschreiben und noch mehr aufzusagen über das Geld und das Mögen und das Nicht Mögen und das Verdauen und das Nichtverdauen von Unverdaulichem und von Unansehnlichem und von Un... was weiß ich sonst was, und möchte nun die Geduld meiner Leser nicht weiter strapazieren und verdehnen über die Maßen, als sie verdauen und ertragen und erdulden mögen, und endlich die nächste Wattebauschübung beschreiben, damit sich die Verdauung im Allgemeinen und die Verdauung meiner Leser im Besonderen bessern möge, obgleich und auch wenn ich nicht weiß, ob dies im Sinn der Welt und im Sinn der Verdauung an sich und im Sinn meiner Leser und Nicht Leser sein mag.

## Hier nun die fünfte Wattebauschübung

Die fünfte Wattebauschübung ist wie die erste Wattebauschübung zu beginnen und dann ganz leicht und wie selbstverständlich so fortzuführen, dass wir nun den rechten Arm mit der rechten Hand und dem Wattebauschbällchen in der Handfläche anheben und nach vorn ausstrecken und nicht aus dem Blick lassen, bis wir gesättigt und zufrieden sind von dem Anblick des Wattebauschbällchens in der rechten Handfläche und es nun wieder zu uns nehmen und aus der Nähe betrachten und froh sind, das Wattebauschbällchen wieder in unserer Nähe zu haben, und nach einer Weile, die ich nicht bestimmen will, das Wattebauschbällchen mit der Handfläche und dem rechten Arm sinken lassen und uns entspannen und einatmen und ausatmen und froh sind, dass wir die fünfte Wattebauschübung geschafft haben.

Das ist alles, was ich zu fünften Wattebauschübung sagen möchte, ohne mich danach zu erkundigen, ob sich irgend etwas an Ihrer persönlichen Verdauung oder an der Verdauung im Allgemeinen geändert und gebessert hat, oder ob sich das Unansehnliche und das Unverdauliche noch in Ihren Därmen oder in Ihrem Magen oder in Ihrem Bauch finden lassen mag, weil es auf die nächste Wattebauschübung wartet, die Sie nun gleich machen werden, oder weil es auf gar keine Wattebauschübung reagieren mag, weil es die Wattebauschübungen nicht mag, oder weil es die Wattebauschübungen zwar mag, aber es nicht mag, wie Sie die Wattebauschübungen machen oder gemacht haben, oder es nicht mag, dass man an es rühre und es sich besehe, damit es der Verdauung zugeführt werden kann wie bei den Wiederkäuern, die sich um ihre Verdauung große Sorgen machen und ihr nichts einfach durchgehen lassen, sondern zweifach an ihr arbeiten und dauen. Oder wie bei den Hasen und den Igeln, die sich in einem Wettlauf befinden auf verschiedenen Seiten des Feldes, und der eine rennt, weil er nur einer ist, und der andere rennt nicht, weil er zu zweit und verheiratet ist und ihm seine Frau hilft, so dass er nicht zu rennen braucht und sie auch nicht, und der Hase das ganze Geschäft zu besorgen hat und doch verliert, weil er zwar schnell rennen kann und kein Igel ist, sondern ein Feldhase, und ein Feldhase das Rennen besorgt und nicht das Beschauen und Besehen, sondern das Verdauen im Rennen erledigt, und das Besehen und das Beschauen und das 'Ich bin schon da!' den Igeln überlässt, die da sitzen und beschauen und verdauen, was es zu beschauen und zu verdauen gibt, und das andere Geschäft den Hasen überlassen und doch am Ende schlauer sind und den Gewinn davontragen.

Das ist alles, was ich über das Verdauen und das Beschauen und das den Gewinn davontragen sagen möchte, ohne den Hasen zu nahe zu treten in ihrem Rennen und Hasten, noch den Igeln in ihrem Beschauen und Besehen, noch allen beiden, weil sie sich in einem Wettlauf befinden, und ich nicht Partei nehmen will für den einen oder anderen, auch wenn ich schon weiß, wie das Rennen ausgeht und wer den Gewinn davonträgt.

Das ist nun alles, was ich mir davon verspreche, Ihnen die Wattebauschübung erklärt und vorgestellt zu haben, dass Sie zu den Igeln gehören, die den Gewinn davontragen, und nicht zu den

Hasen, die sich vergeblich abmühen und umsonst ihr Leben zur Strecke bringen und auf der Strecke lassen in dem vergeblichen Bemühen, es den Igeln gleich zu tun.

Das ist alles, was ich zur fünften Wattebauschübung sagen wollte, und gehe nun dazu über, die sechste Wattebauschübung zu besprechen und vorzustellen.

## Die sechste Wattebausch-Übung

Diese Übung sieht uns immer noch auf dem Bauch liegen, der sich nun krümmen und dehnen kann, wie es zuvor der Rücken konnte, als wir ihm die Wattebauschübungen auftrugen und angedeihen ließen. Damit sich der Bauch nach innen wölben und seinen angestammten Platz wieder einnehmen kann, statt sich nach außen zu wölben und das Stattliche in die Welt zu posaunen, das er hat und für sich in Anspruch nimmt, und das er in vielen Möglichkeiten ausdrücken kann, die ihm an seinem angestammten Platz gegeben und leicht zu vollziehen sind, als dass er die Hose und den Gürtel und sonst was nach außen drückt und sich gegen sie stemmt und sich von ihnen einzwängen lässt und so seine Kraft nicht der Stattlichkeit, sondern der Hose und dem Gürtel und dem Sonst was zustatten kommt.

Das ist alles, was ich zu Bauch und Gürtel und Hose und Stattlichkeit sagen möchte, ohne mich mit denen zu überkreuzen, die sich keine andere Stattlichkeit vorstellen können noch mögen als die Stattlichkeit in der Wölbung des Bauches nach außen, auch wenn sie diese Stattlichkeit einen hohen Preis kostet, indem sie den Bauch nähren und füttern müssen wie einen Käfig voller hungriger Raubtiere, und sie ihm die Haare vom Kopf fressen, wenn er sie immer größer werden lässt und ihren unersättlichen Hunger zu stillen versucht mit allerlei Gutem und Leckerem und Feinköstigem, das sie ihm abverlangen, weil sie mit Wasser und Brot und einfacher Kost nicht zufrieden sind und sich nicht zufrieden geben wollen mit dem, was sie gewohnt sind, sondern nach Mehr und nach Besserem verlangen und es fordern Tag für Tag, so dass der Arme an Stelle einer ihm gebührenden Stattlichkeit die Stattlichkeit seiner Raubtiere loben und preisen muss in der Wölbung des Bauches, der sich nach außen hängt wie ein Käfig voller Raubtiere, die nun ganz für sich in Anspruch nehmen, die Welt sehen zu wollen wie die Zuschauer auf einem Balkon, und es nicht damit genug sein lassen, sich in den Platz zu fügen, die die Natur ihnen zugewiesen und für sie eingerichtet hat, und der in der Enge des Leibes genügend ist für sie und andere, wenn sie sich bescheiden und den Platz teilen mit den anderen, der für sie vorgesehen ist von der Weisheit des natürlichen Daseins, und sich nicht herausnehmen, die Herrscher der Welt sein zu wollen und die Welt nach dem Raubtierhaften einzurichten und alle anderen, die sanftmütig und bescheiden sind, verdrängen wollen und sie auffressen und sie ausspeien in ihrem Zorn, der in ihnen schlummert von Natur aus, denn die Natur hat das Raubtierhafte erfunden und nicht der Mensch, dem das Raubtierhafte zu zähmen auferlegt ist und nicht, es zu nähren und zu füttern und wachsen zu lassen über alle Maßen, und es schließlich zum Beherrscher der Welt zu machen, wie dies hin und wieder in der Geschichte geschehen ist und wir es wissen aus den Büchern und dem Unterricht über Geschichte, die voll davon sind, das Raubtierhafte im Menschen und in seiner Geschichte aufzuzeichnen und uns zu berichten, damit wir die Lehren daraus ziehen und den Bauch einziehen und das Raubtierhafte nicht über alle Maßen nähren und züchten und groß werden lassen in uns und in der Geschichte, die wir heute machen und morgen schreiben und übermorgen lesen werden, damit wir lernen und erfahren, wie wir mit dem Raubtierhaften in uns und in unserer Geschichte verfahren und umgegangen sind.

Das ist alles, was ich über den Bauch und die Enge und das Raubtierhafte in uns sagen möchte, ohne den Raubtieren nahe zu treten, die ihre Rolle und ihre Freude in der Natur finden und leben, wenn sie der Mensch nicht stört und sich über sie erhebt und sie nicht in seinen Käfig sperrt oder in seinem Bauch züchtet und nährt.

Das ist alles, und ich will nun die nächste Wattebauschübung beschreiben, wie sie ist und auszuführen ist und sich anfühlen lässt, wenn wir uns auf den Bauch legen und der Raubtiere in uns nicht achten, die nun knurren und knuffen mögen, weil sie auf ihren angestammten Platz zurückgedrückt und eingezwängt werden, und es nicht mehr gewohnt sind, dort sich zu verweilen, wo sie von Natur aus hingehören.

## Hier nun die sechste Wattebausch-Übung

Die sechste Wattebauschübung geht ganz entsprechend wie die fünfte Wattebausch-Übung, nur dass wir nun dem linken Arm und der linken Hand und dem Wattebauschbällchen in der linken Handfläche das gleiche Vergnügen gönnen, wie zuvor der rechten Hand mit dem Wattebauschbällchen in der rechten Handfläche. Das ist nun alles, was ich zur sechsten Wattebauschübung sagen möchte, ohne mich darauf zu versteifen, dass Sie erst den rechten Arm und dann den linken Arm heben müssen, obwohl auch nichts dagegen spricht, dass Sie es so machen, wie ich es beschrieben habe, allenfalls, wenn Ihnen die Wattebauschbällchen etwas anderes zuflüstern.

Das ist nun die sechste Wattebausch-Übung, wie wir sie machen können und machen sollen, aber nicht machen müssen, weil es ganz davon abhängig wird, wie lange wir ungestört auf unserem Bauch und unserem Käfig mit den Raubtieren ausharren mögen und ausharren können, ohne von ihnen übermäßig gestört und gestritten und geknufft zu werden, und wir darauf achten müssen und wollen und sollen, was sie zu sagen haben, denn wir können sie nicht herauslassen und sich selbst überlassen und die Welt übernehmen lassen, wie dies in der Geschichte schon häufig geschehen ist, sondern müssen ihnen Geduld und Aufmerksamkeit zuwenden und sie bitten, sich wieder in ihre angestammte Rolle zu begeben und ihren angestammten Platz einzunehmen und sich die Welt zu teilen mit all den anderen Tieren und Lebensformen, die es gibt, weil die Natur es so eingerichtet hat und es natürlich ist, wenn alles, was ist, sich mit sich einigt und verträgt und nicht die Not vergrößert, die von Natur aus vorgesehen ist, weil das eine dem anderen zur Nahrung gegeben ist und nicht zum Raub. Darum der Name *Raubtier* unzutreffend ist, denn in der Natur kann es kein Rauben geben, sondern nur beim Menschen kann das Rauben und Stehlen und Dieben sich einfinden und sich einrichten und sich in die Regeln einschleichen, die das Menschliche in der Gemeinschaft aufzustellen sich bemüht, damit der Mensch lerne, mit dem Menschlichen in der Gemeinschaft umzugehen und es zu schätzen und zu hegen, wie er das Natürliche in der Gemeinschaft auch hegen und schätzen sollte, oder es lernen muss, wo er es noch nicht schätzen und hegen und pflegen kann.

Das ist alles, was ich zu Rauben und Dieben und Stehlen und Bauch und das Menschliche in der Gemeinschaft und das Natürliche in der Gemeinschaft sagen möchte und werde darauf zurückkommen, wenn die Wattebauschbällchen mir davon erzählen und berichten, weil sie es erlauscht und erfahren haben in ihrem Dasein und Sosein und Anderssein von uns und Anderen wie uns und Anderen nicht wie uns, und wir es von ihnen erlauschen und erfahren können und vermögen, wenn wir verfahren und üben, wie ich es vorgemacht und vorgeschrieben habe, und wie es jeder nachmachen und erfahren kann für sich selbst.

Das ist alles, was ich zu Erfahren und Erlauschen und zu Wattebauschbällchen sagen möchte, und will nun fortschreiten im Erfahren und Erlauschen und Aufschreiben von dem, was ich erfahren und erlauscht habe, und es weitergeben an diejenigen, die im Erfahren und Erlauschen noch nicht die Übung haben wie ich und andere, die es auch erfahren und erlauscht und aufgeschrieben haben, und es nachzulesen ist in den Büchern und Werken aus allen Zeiten, die wir noch haben, weil sie nicht dem Zahn der Zeit zum Opfer gefallen sind, wie auch wir dem Zahn der Zeit noch nicht zum Opfer gefallen sind, auch wenn er uns benagt und beknabbert und bebissen hat, wie man sieht an unseren Falten, und wie man hört an unserer Stimme, und wie es sich ausdrückt in unserer Haltung und Stellung und Einstellung im Leben und dem Leben gegenüber.

Das ist nun alles, was ich über Leben und Bauch und Zahn der Zeit sagen möchte, ohne damit behauptet zu haben, dass die Wattebauschübungen ein Schutz und ein Aufenthalt gegen den Zahn der Zeit sind oder zu sein für sich in Anspruch nehmen, auch wenn mir kein gegenteiliger Beweis bekannt ist noch ich einen solchen in mir zu finden vermag. Daher will ich fortfahren, dem, Zahn der Zeit zu trutzen und zu trotzen und zu widerstehen, und werde an den Wattebauschübungen festhalten und sie ihm entgegenstellen und sehen, was er an ihnen ausrichten kann und wie ihm die Watte zu knabbern und zu nagen bekömmlich ist, und ich nicht hämisch sein will noch frech noch verächtlich, wenn er sich damit schwer tut und nicht viel ausrichten kann an der Watte noch an mir noch an meinem Bauch noch an meinem Rücken noch an meinen Falten im Gesicht noch sonst wo, und er sich schließlich abwenden muss und wird und seinem Zahn etwas anderes zu Knabbern und zu Nagen suchen und geben muss, weil er mit der Watte und mit mir und mit den Wattebauschübungen nichts anzufangen weiß.

Das ist alles, was ich über den Bauch und den Zahn der Zeit und die Wattebauschübungen sagen möchte, ohne jene zu schelten oder zu beklagen, die sich aus dem Zahn der Zeit nichts machen und ihm nicht Watte zu knabbern und zu kauen geben, sondern lieber ihr gesundes Fleisch und ihren gesunden Rücken und ihren gesunden Bauch, und sich zum Dank einen krummen Rücken und einen schlaffen oder gewölbten Bauch und ein altes oder faules Fleisch einhandeln, was ich nicht einen guten und gerechten Handel finden kann noch mag noch will, soweit es mich betrifft.

Das ist alles, was ich über einen Lahmen Rücken und einen Gewölbten Bauch und über die Wattebauschübungen an dieser Stelle im Text sagen möchte, ohne zu verhehlen und zu verschweigen, dass der Zahn der Zeit gar rachsüchtig und heimtückisch ist, und sich nicht lange abweisen lässt und nicht für immer davonschleicht, sondern in der Nähe bleibt und lauert, ob er nicht sein Opfer noch haben kann, wenn es aufhört, ihn mit Watte abzuspeisen und mit Wattebauschübungen abzuwehren, und er lechzt und leckt und sich darauf freut, das gute feste Fleisch und den gesunden starken Rücken und den flachen straffen Bauch eines Tages doch noch zu bekommen, der ihm um so näher rückt, je weniger und je kürzer wir mit dem Üben fortfahren oder es ganz sein lassen, weil uns die Watte ausgegangen ist oder die Lust an den Übungen oder das Erkennen und Erlauschen von uns selbst zu beschwerlich geworden ist.

Das ist nun alles, was ich zu Zahn der Zeit und zu den Wattebauschübungen sagen wollte und sagen kann, ohne mich in alle Einzelheiten zu verlieren und ganze Bücher an einer Übung aufzuschreiben und sie zwischen die Übungen zu stellen und zu quetschen und die Geduld des Lesers mit mir und meinem Erlauschten über alle Maßen zu strapazieren, und die Wattebauschübungen über alle Maßen zu erzürnen, die viel lieber für sich selber sprechen, als dass sie mein Erlauschtes wiederkäuen und wieder lesen und wieder aufschreiben müssen noch wollen noch sollen.

Das ist alles, was ich über das Erlauschen in den Wattebauschübungen sagen möchte, ohne mich in mir zu versteifen auf das, was ich in mir finde und sich in mir finden lässt, damit sich nicht das in Ihnen anstaut, was sich in Ihnen finden lässt, wenn Sie sich nun auf die Suche machen nach dem Unerfindlichen, das sich in jedem unserer Bäuche ansammelt und nicht ansammelt, weil es von Anfang an da und dort zu sein scheint.

Das ist alles, und ich will nun mit der nächsten Übung und ihrer Beschreibung fortfahren.

## Die siebente Wattebausch-Übung

Die siebente Wattebauschübung ist uns so recht auf den Leib und den Bauch insbesondere zugeschnitten und wird auch das noch aus den Bäuchen heraufholen und heraufbeschwören, was sich bisher hartnäckig und widersetzlich unseren gemeinsamen Bemühungen und Anstrengungen entzogen und es vorgezogen hat, sich zu verstecken und vor unserem suchenden Auge und unserem lauschenden Harren zu verbergen.

Das ist nun nicht anders, als es dem obliegt und ihm angelegen ist, was in uns an Unerfindlichem innewohnt und unserer Kenntnis entzogen ist, bis wir mit Absicht und Anstrengung ihm begegnen und es in unsere Kenntnis einladen und darin zu wohnen und seinen Platz zu suchen ihm antragen. Das ist nicht anders als es gemacht ist, darum wir nicht alle die Weisheit mit Löffeln essen sollen, auch wenn es nicht anders erscheint, als dass unser überirdischer Magen in seinem überirdischen Bauch die Weisheit sich einlöffelt und einschaufelt und in Häppchen zu sich nimmt, damit wir sie ertragen lernen und nicht an ihr ersticken und zugrunde gehen, sondern sie in Wahrheit und Würde verpacken und verstauen, bis das Alter sie gereift hat wie den eingelagerten Wein eines guten Jahrganges, den nicht allein die Sonne zu dem macht, was er zu werden verspricht, sondern ebenso eine gute Lagerhaltung und ein gutes Verstauen in den Kellern und Gewölben, die er für seine Reifung ebenso braucht wie die Sonne und den Wind und den Regen in den Zeiten seines Wachsens und Werdens am Stock der Reben in den Weingärten und Weinbergen.

Das ist alles, was ich über das Altern und Reifen und Einlagern von guten Weinen sagen möchte, ohne meine Kenntnisse von den Genannten zu rühmen und zu preisen, die nicht übermäßig sind in allen Dingen, die mich und das Altern und das Reifen und das Einlagern von guten Weinen betreffen, ohne dass ich nun behaupten und damit sagen möchte, dass sich nicht manches in mir nach guter Reifung aus dem Keller holen lässt, was sich früher dort nicht hat finden lassen und wohl seine eigene Zeit abgewartet und seine Reifung für sich beschlossen hat, ohne mir Kenntnis davon zu geben, und ich es damals für ganz normales Zwicken und Zwacken gehalten habe und es nun besser einschätzen kann. Damit will ich jenen helfen und sie vertrösten, die ihr ganz normales Zwicken und Zwacken in den Bäuchen nicht für Reifung von guten Kenntnissen aus dem unerfindlichen Schatz unser aller Weisheit halten, sondern dem allgemeinen Glauben aufsitzen, es handle sich dabei um diese oder jene Wehwehchen oder gar Schlimmeres, das man mit Mitteln dieser und jener Art zur Abfuhr zwingen und in die Ausscheidung treiben müsse, andernfalls sich eine Krankheit bilde oder vielleicht schon gebildet habe.

Das ist alles, was ich über die Abfuhr und die Mittel zur Abfuhr und die diesbezüglichen Krankheiten sagen möchte, ohne den Ärzten zu nahe zu treten, die sich mit derart Problematik herumschlagen müssen und ihre Rezeptbücher zücken müssen für Patienten, die auf derlei Methoden bestehen und sich nicht anders zu helfen wissen, als den Ärzten diese Problematik anzutragen und sie damit zu beschäftigen. Auch will ich nicht den Patienten nahe treten, die sich ein ernsthaftes Leiden zugezogen haben und nun nicht die Weisheit in dummen Sprüchen erwarten noch vertragen noch die Zeit und die Geduld aufbringen können, dem Schmerz und Leiden zuzusehen und es auf seine Reifung warten lassen, weil sie die Zeit und die Geduld jetzt nicht mehr haben noch haben können, wenn es ein ernsthaftes Leiden geworden ist und nicht mehr bloß ein Zwicken und ein Zwacken.

Das ist alles, was ich zu Zwicken und Zwacken und Ernsthaften Leiden sagen möchte, und will nun nicht länger die Beschreibung und Anleitung zur siebenten Wattebauschübung hinauszögern, damit sich nicht durch meine Schuld und mein Verfehlen, das Zwicken und Zwacken zu einem ernsthaften Leiden auswachsen kann und soll.

### Hier nun die siebente Wattebauschübung

Die siebente Wattebauschübung geht nun ganz einfach aus den beiden vorigen Übungen hervor, indem Sie keine Hand mit keinem Wattebauschbällchen bevorzugen, sondern nun, beginnend mit der Grundstellung der ersten Wattebauschübung beide Arme gleichzeitig anheben und ausstrecken, und den Wattebauschbällchen erlauben sich von Ihnen zu entfernen, und sie mit Ihren sehnsüchtigen Blicken entfernen sehen und doch wissen, dass sie nicht allzu weit kommen werden, wenn sie sich nicht in Luft auflösen, was sie ohnehin gerne täten, oder sich aus Ihren Händen befreien und davon schweben, was sie auch gerne täten.

Das ist nun bereits die siebente und letzte der Wattebauschübung auf dem Bauch liegend, und Sie können sie so richtig genießen, weil Sie bereits wissen oder gleich erfahren werden, dass die kommende achte Übung die vorigen sieben Wattebauschübung wiederholen und verbinden und in sich zusammenführen wird. Damit haben Sie nun das Ziel erreicht und können, nach geduldigem Üben der einzelnen Wattebauschübungen auf dem Bauch liegend, sich getrost entspannen und der kommenden Übung harren, die nicht lange auf sich warten lässt.

Das ist nun das Erlebnis, auf das ich Sie vorbereitet habe in den bisher durchgeführten und abgehaltenen Übungen, und ich hoffe und wünsche Ihnen, dass Sie so recht den Erfolg hatten oder noch haben werden, den diese Übung Ihnen zu bringen mir zugesagt und versprochen ist, darum ich sie hier angepriesen habe wie ein Wundermittel und ein Wunderkraut und ein Wunder für sich allein.

Das ist nun nicht das Ende des Übens noch das Ende der Übungen noch das Ende des Auffindens von Unerfindlichem in unseren Bäuchen und sonstigen Körperteilen, derer noch viele sind, die sich angefüllt und angesammelt haben mit dem Unerfindlichen ihrer und von besonderer Art, darum dass wir nicht aufhören zu wachsen und zu lernen von dem Unerfindlichen und es uns nicht langweilig und einfältig wird in diesem Dasein und Sosein und Anderssein von Anderen, darum dass das Leben in seiner unerschöpflichen Neugier und Neigung und Schöpferkraft des Unerfindlichen mehr und Neues und Anderes und Besseres für uns schafft und in uns und um uns ansammelt und bereit hält und sich ablauschen lässt, wenn wir das Lauschen bemühen und es gebrauchen und handhaben, wie die Natur dies in uns angelegt und vorgesehen hat, und diese Vorsehung die allgemeinste Vorsehung ist, die ich mir denken und vorstellen kann, darum dass es nicht vorgesehen ist, dass wir in uns nur das finden, was unsere Fahren und Vorfahren und deren Vorfahren auch schon gefunden und abgelauscht und aufgeschrieben haben, sondern wir es aufs Neue und aufs Andere in uns wieder und wieder entdecken und in dem Entdecken das Neue sich erst bildet und nicht schon fertig verpackt abgelagert wurde von einem Geschick oder Schicksal oder sonst einem Plan oder Überplan oder einem über alle Maßen erhabenen Plan oder Planer, der es weiß und wissen wird und es immer schon gewusst hat, und nur wir die dummen Schüler sind, die es erst noch lernen müssen, und alles schon fertig entworfen und geplant und eingelagert ist in uns und unseren Anlagen und in unserem Erbe und unseren Erbanlagen, und wir nur noch auszupacken brauchen wie die Kinder die Packen von Sankt Nikolaus oder dem Weihnachtsmann oder wie immer der gütige Alte heißen mag in anderen Kulturen und anderen Zeiten und an anderen Orten, sondern die Vorsehung uns versorgt mit dem Unvorhersehbaren und nicht müde wird, das Unvorhersehbare zu erfinden und zu erschaffen und zu erbilden in uns und unserem Erfahren und in unserem Erfinden und in unserem Erkennen und in unserem Erschaffen, so dass wir nicht nur die Kinder sind, die mit großen staunenden Augen die Päckchen mit dem Wunderbaren in die Hände gelegt bekommen, damit sie sie öffnen und bestaunen können, sondern wir ebenso unser eigener Sankt Nikolaus sind oder Weihnachtsmann oder wie immer der gütige Alte geheißen sein mag.

Das ist das eigentlich Wunderbare an dem Unerfindlichen, dass es noch nicht erfunden ist, sondern erfunden sein will, wie sein Name auch richtig vermuten lässt, und der Weihnachtsmann kommt und geht zu seiner Zeit, die Weihnachtszeit heißt, und nicht an Ostern oder Pfingsten. Und so ist es mit dem Wunderbaren in dem Unerfindlichen, dass es seine Zeit kennt und seine Zeit nicht kennt, darum wir es erfinden können oder auch nicht, und es die Freiheit des Menschlichen ist, zu suchen und zu finden und zu bitten und zu erfüllen und zu hoffen und zu erhalten, was das Suchen und das Bitten und das Hoffen in uns möglich macht, weil es aus dem Unerfindlichen das Findliche und aus dem Unerwarteten das Erwartete und aus dem Unerfüllten das Erfüllte macht mit Fleiß und Notwendigkeit, wie geschrieben steht in dieser und jener Sprache in diesem und jenem Buch, und sich mancher nun erinnern wird, dass er dies schon gehört und geglaubt und wieder vergessen hat über dem Jubel und Trubel des Alltäglichen, und vergessen hat und verleugnet hat und verbittert hat über die Enttäuschungen, die das Leben ihm ungebetener Weise hat angedeihen lassen, damit sein Kinderglaube so recht in einen Erwachsenenglaube einmünden und einfließen kann und sich neu bilden und formen kann in den Stürmen und Erstarrungen unseres Lebens, und nicht das Kindliche im Alter zum Vorschein kommt und uns zu drolligen Zwergen macht, wo wir in der Weisheit des Alters zu Riesen geworden und gewachsen sind, und dies wahrlich unser Schicksal und unser Geschick und unsere Vorsehung ist, wie es zu allen Zeiten gewesen ist, an die wir und unsere Fahren und unsere Vorfahren sich erinnern und erinnert haben.

Das ist alles, was ich zu Geschick und Schicksal und Vorfahren sagen möchte und nicht verschweigen will, obwohl mir manches noch schleierhaft und eulenartig vorkommt, was ich nun ausgesprochen und in die Wattebauschübungen verpackt habe und nicht den Anspruch erheben kann noch will, dass ich über all dem stehe und es in mir säuberlich verpackt eingelagert habe und heraufhole, wie die vorbereiteten Päckchen für die Kinder zu Weihnacht, sondern es sich in mir bildet und erfindet und erschafft, wie ich danach suche und darum bitte und daran meine Hoffnungen knüpfe, und es tagtäglich neu in mir finde und anders und wieder anders und es anders wäre, wenn ich es morgen oder gestern aufgeschrieben hätte, und wieder anders, wenn ich es gar nicht aufgeschrieben hätte, sondern dort gelassen, wo es im Unerfindlichen gewesen ist.

Das ist alles, was ich zu Unerfindlichem und zu Suchen und zu Glauben und zu Hoffen sagen möchte, und will es nun genug sein lassen damit und für heute, damit ich morgen mit neuer Kraft und neuem Geschick und frischer Lust und frischem Mut mich wieder auf die Suche machen und dem Bitten ergeben und dem Hoffen zuwenden kann, und damit die Verbitterung in mir vertreibe, die sich andernfalls einstellen will, wie ich wohl weiß und erfahren habe in meinem und in Anderer Leben.

Das ist alles, und ich will nun schweigen und ruhen und mich auf die achte Wattebauschübung vorbereiten in der Nacht der Nächte, die der siebenten Wattebauschübung zu folgen pflegt.

## Die achte Wattebauschübung

Das ist alles, was ich vorab zu der achten Wattebauschübung sagen möchte, ohne vorzugreifen und die Übung mit Schneewittchen zu vergleichen, denn nichts ist mit Schneewittchen zu vergleichen als sie selbst, darum sie Schneewittchen ist und heißt und die Wattebauschübungen eben nach der Watte und nicht nach Schneewittchen benannt sind, weil sie mit Watte zu tun haben und der Leichtigkeit, die unserem Leben mangelt, und mit der Sanftheit und Biegsamkeit und Nachgiebigkeit, die unserem Rücken mangelt, ansonsten wir die Wattebauschübungen nicht zu machen bräuchten, und wir uns hinsetzen würden mit unserem biegsamen und nachgiebigen und sanft behandelten Rücken und Märchen lesen würden oder unseren Kindern erzählen, und unsere Kinder hätten ebenso einen sanften und nachgiebigen und biegsamen Rücken, weil sie vor uns sitzen würden und den Märchen lauschen und sich in sie versenken würden, wie wir dies nun mit der achten Wattebauschübung tun werden.

Sieben Übungen fassen sich an den Händen und tanzen um sich selbst und sind zu betrachten wie die Sieben Zwerge, die sich um Schneewittchen drehen und ihr huldigen in ihrem Tanzen und Singen.

Das ist alles, was ich zu Schneewittchen und den Sieben Zwergen und den Acht Wattebauschübungen sagen möchte.

## Hier nun die achte Wattebauschübung

Die achte Wattebauschübung fasst, wie oben schon gesagt, alle die Wattebauschübungen zusammen, die wir, auf dem Bauch liegend, bisher durchgeführt und uns angeeignet haben.

Das ist alles, was ich zur achten Übung für diejenigen sagen möchte, die bereits wissen, wie sie auszuführen sich erlaubt, weil sie es gelesen haben, oder nicht wissen, aber selbst herausgefunden haben, wie die achte Wattebauschübung auszuführen ist, damit sie rund und geschmeidig und geläufig und gewissenhaft den Wattebauschbällchen lauschend von Statten geht.

Den anderen möchte ich folgendes vorschlagen:

Legen Sie sich auf den Bauch, wie Sie nun bereits wissen und geübt und für sich herausgefunden haben, und nehmen Sie die

Grundstellung der ersten Wattebauschübung ein. Das bedeutet, dass Sie die Arme abwinkeln und die Wattebauschbällchen in die Hände nehmen und den Körper leicht und locker aufstützen, ohne die Wattebauschbällchen dabei in irgendeiner Weise in ihrem Wohlgefühl und Wohlbefinden durch Drücken zu beeinträchtigen, und sei es noch so innig und liebevoll, oder durch Quetschen, und sei es im Zorn oder aus Gewohnheit, wie Sie allen Leuten die Hände geben und quetschen, weil Sie für sich in Anspruch nehmen, dass dies Ihre Wesensart sei.

Dann betrachten Sie die Wattebauschbällchen ausgiebig und innig und liebevoll dafür, dass Sie Ihnen zu Dienst und Willen sind und die Wattebauschübungen mit Ihnen auch dann teilen wollen, wenn Sie glauben, dass dies nur dumme Wattebauschbällchen seien, die keinesfalls liebevoll und innig anzublicken sind, wo es doch nur Watte ist wie jene zum Autoputzen und Ohrenpolieren, beispielsweise.

Dann heben Sie zunächst den rechten Arm leicht an und führen sich das Wattebauschbällchen so recht vor Augen, bis sie genug gesehen und gefühlt und gehört haben, was ich Ihnen nicht näher erläutern kann und will. Dann senken Sie den rechten Arm und lassen ihn mit dem Wattebauschbällchen in der leicht geöffneten Handfläche auf den Boden zurück sinken und vertiefen Sie sich wieder in die Betrachtung der Wattebauschbällchen, bis Sie ausreichend erholt sind und gesättigt von der näheren Betrachtung der Wattebauschbällchen und zufrieden damit, dass Sie die Übung bis hierher geschafft haben.

Nehmen Sie nun den linken Arm mit der linken Hand und dem Wattebauschbällchen in der linken und leicht geöffneten Handfläche in ähnlicher Weise nach oben, wie Sie das soeben mit der rechten Hand und dem rechten Arm und dem rechten Wattebauschbällchen gemacht haben. Nun und nach längerer Betrachtung des linken Wattebauschbällchen senken Sie dieses wieder langsam und sorgfältig zurück, bis der linke Arm dem rechten Arm hilft, den Körper abzustützen und den Atem zu besänftigen, der sich möglicherweise erregt haben könnte.

Dann ruhen Sie sich aus in Anbetracht der Vollendung der bisherigen Übungen und widmen sich wieder der Betrachtung der Wattebauschbällchen.

Dann nehmen Sie einen inneren Anlauf, die beiden bisherigen Übungen zusammen auszuführen und beide Arme gleichzeitig zu heben und beide Wattebauschbällchen ihren Augen und deren Blicken näher zu bringen, was Ihnen nun leicht möglich ist, weil Sie diese Übung schon kennen und häufig ausgeführt haben, bevor Sie bei der achten Wattebauschübung angelangt sind.

Nun und jetzt können Sie die Arme wieder sinken lassen und den Körper mit ihnen abstützen und den Atem sich beruhigen helfen, den Sie möglicherweise während einer langen Übung in Alarm versetzt haben.

Die wohlverdiente Ruhe können Sie nach Belieben lange und ausgiebig genießen, bis Ihnen einfällt, die Wattebauschübungen nun fortzusetzen, wie dies die achte Wattebauschübung von Ihnen verlangt, und wie es die Wattebauschbällchen von Ihnen vermutlich erwarten, es sei den, die Wattebauschbällchen haben ein Einsehen mit dem Zustand und in den Zustand, indem Sie sich nun nach dem ersten Teil der achten Wattebauschübung befinden und flüstern Ihnen zu, dass Sie es besser gut sein lassen für heute oder dieses Mal und die Übung zu einem anderen und späteren Zeitpunkt von vorne beginnen und dann, wie noch zu beschreiben sein wird, fortsetzen.

Das machen Sie, indem Sie nun den rechten Arm anheben und von Ihren Augen fortbewegen, bis er ganz gestreckt und das Wattebauschbällchen in der rechten Handfläche soweit von Ihren Augen entfernt ist, wie es Ihre Armeslänge erlaubt und ermöglicht.

Dann verharren Sie ausgiebig lange in dem Anblick des weit entfernten Wattebauschbällchen und genießen die Distanz, die Sie nun zwischen sich und das rechte Wattebauschbällchen gebracht haben, bis Ihnen die Distanz zu weit ist und das Anheben des Armes zu lange dauert, und Sie wieder auf den alten und gewohnten Abstand zu dem Wattebauschbällchen gehen möchten, was Sie leicht bewerkstelligen können, indem Sie den Arm anwinkeln und die Hand mit dem Wattebauschbällchen zu sich heranführen und in die alte Ruhestellung der ersten Wattebauschübung zurückbringen.

Danach verfahren Sie in gleicher Weise mit dem linken Arm, wenn Sie das Gefühl haben, dass ein Ausgleich und eine Gerechtigkeit danach verlangen, dass nun auch das linke Wattebauschbällchen den nämlichen Ausflug machen dürfe, den Sie bereits dem rechten Wattebauschbällchen gegönnt haben.

Nach diesen ungleichen Exkursionen Ihrer Wattebauschbällchen fühlen Sie sich bemüßigt, die beiden Wattebauschbällchen gemeinsamen auf den Weg zu schicken und Ihnen einen gemeinschaftlichen Ausflug an die Grenze Ihres Streckvermögens, Ihre Arme betreffend, gönnen und erlauben mögen, wobei Sie sich nicht scheuen, den Abschied und das Wiedereintreffen der Wattebauschbällchen bei Ihnen in der gewohnten Nähe so lange wie möglich von einander getrennt zu halten, so lange wenigsten, wie es Ihnen die Müdigkeit in Ihren Armen und die Sehnsucht in Ihrem Herzen und der Atem, der nun sein Recht auch geltend machen möchte, in seine normale Atemtätigkeit zurückzukehren, erlauben mögen, ohne dass Sie dem einen oder anderen Schaden zufügen, indem Sie die Arme über das gebührliche Maß lange gestreckt halten.

Das ist nun die ganze Übung, wenn Sie die Arme und die Hände und die Handflächen mit den Wattebauschbällchen wieder vor Ihren Augen und deren Blicken versammelt und den Körper entspannt haben und den Atem sich beruhigen lassen.

Das ist nun zwar nicht das Ende aller Wattebausch-Übungen, aber immerhin das vorläufige Ende der Wattebauschübungen auf dem Bauch liegend, und gewisslich ist es das Ende der achten Wattebausch-Übung.

Bevor wir uns überlegen, in welcher der Ihnen gewohnten Körperlagen und Körperstellungen wir den Wattebauschbällchen weitere Möglichkeiten zur Erheiterung und Belustigung im Hinblick auf mögliche Ausflüge und andere Betätigungen Ihrer Tanz- und Bewegungsfreudigkeit geben und zubilligen wollen, möchte ich Ihnen empfehlen und gut raten, die beiden Abfolgen der achten Wattebauschübung auf dem Rücken liegend und der achten Wattebauschübung auf dem Bauch liegend getrennt von einander und gemeinsam und in Verbindung hintereinander durchzuführen und zu gestalten, wie dies in Ihrem Belieben liegt und zu finden ist, wenn Sie danach suchen mögen, und wie es den Wattebauschbällchen behagen wird, andernfalls sie Ihnen etwas Anderes und Abweichendes von meiner Meinung und meinem Vorschlag und meinem guten Rat mitteilen und zuflüstern werden.

Damit hat sich nun der Zwergenkreis um Schneewittchen geschlossen, und wir haben in uns unsere eigenen Märchen erlauscht und ihnen ihre Stimme wieder gegeben, damit sie uns den Rücken stärken und uns in unserem Lebenswerk Kraft geben und gegen die Gifte dieser Zeit und aller Zeiten beschützen und bewahren, darum wir sie nicht von uns fern halten können, sondern allenfalls und bestens sie in uns auflösen und wieder von uns geben mögen, wie dies schon immer so gewesen ist, und wir darum eine Menschenhaut und keine Drachenhaut haben, wie Siegfried oder Sigurd oder andere Helden, die sich zu den Sieben Zwergen gesellen und uns aus dem Land hinter den Sieben Bergen bekannt sind, damit wir von ihnen lernen und sie in uns ehren und es ihnen nachmachen, auch wenn wir unsere Drachen auf unsere Weise besiegen müssen, und wir unsere Stiefmütter in uns auf unsere Weise behandeln müssen und nicht darauf hoffen können, dass sie sich von selbst auflösen oder sich in ihrem eigenen Blut wälzen wie der Drache, der die Jungfrau geraubt hat und dafür bestraft worden ist, sondern wir Drachen und Jungfrauen sein lassen, was und wie sie sind, und uns nicht mit dem Schwert durchs Leben schlagen und andere dafür büßen lassen, dass wir eine dünne Haut haben, und uns in ihrem Blut wälzen, weil wir glauben, dies mache uns stärker und gäbe uns die Kraft, die wir ihnen geraubt haben, und wir doch nun wissen, dass Krieg und Morden nur die Lust derer befriedigt, die am Töten und Morden ihren Lustgewinn haben auf diese oder jene Weise.

Das ist alles, was ich über das Morden und das Kriegen und den Lustgewinn sagen möchte, ohne zu verschweigen und zu verhehlen, dass die Mörder und Krieger mit den Wattebauschübungen nicht vertraut sind und sie nicht geübt und gekannt haben, und nicht bewiesen ist, ob des Kriegens und Mordens nicht weniger gewesen wäre in dieser und in allen Zeiten, wenn alle, die da am Kriegen und Morden und Töten ihre Lust fanden, die Wattebauschübungen gekannt und geübt hätten, statt an den Gewehren und Kanonen und Schwertern und Spießen und Bogen und sonstigen Waffen ihre Zeit zuzubringen, weil sie sich fürchten vor dem Sanften und dem Biegsamen und dem Beugen des Rückens, und statt dessen ihren Rücken stählen mit Speeren und Spießen und Schlagen, und sie die Rücken der anderen Biegen und Beugen machen, statt es an ihrem eigenen Rücken zu üben.

Das ist nun alles, was ich über einen biegsamen und beugsamen Rücken zu sagen hatte, und ich möchte mich verabschieden und Ihnen alles Biegsame und Beugsame wünschen, dass es ihnen in Lust und Freude zukommen möge zu ihrem Heil und Heilsein, und die Erkenntnisse sich einstellen mögen im Biegen und Beugen des eigenen Rückens und nicht im Biegen und Beugen von fremden Rücken.

Das ist alles, was ich aus den Wattebauschbällchen erlauschen konnte und aufgeschrieben habe, ohne zu verschweigen und zu verhehlen, dass noch unendlich viel mehr in ihnen verborgen ist und sich erlauschen lässt, wenn wir uns alle aufmachen und in kleinen und großen Gruppen das Lauschen üben, weil wir mit dem Großen Ohr ein viel besseres und sanfteres Lauschen erfahren können, wie ich wohl weiß, weil ich es erfahren habe und erfahren möchte, und ich mich daher freue, das Lauschen mit dem Großen Ohr mit allen zu üben und zu teilen und mir gemein zu machen, die nun die Wattebauschübungen sich zur Regelmäßigkeit gedeihen lassen und sich daran erinnern, dass andere ebenso wie sie das Wattebauschübungen-Erlauschen praktizieren, und wir uns dabei auf eine geheimnisvolle und nur uns geläufige Weise verständigen, wie wir bald erfahren werden, wenn wir uns treffen und von einander hören und uns mitteilen, was wir im Großen Lauschen besser und tiefer erfasst haben, als ich es hier und jetzt vermocht habe.

Das ist nun alles, und ich wünsche Ihnen und uns allen ein gutes Gelingen.

# Nachwort zu den Wattebauschübungen

Es ist nicht üblich, ein Nachwort auf etwas *Lebendiges im Werden* zu schreiben und zu sagen und hören zu lassen, sondern im Nachrufen ist das Vergangene dahingeschieden und abwesend geworden und nicht mehr unter uns weilend. Das weiß ich und will dennoch einige Sätze hinzufügen, die sich nicht in die Wattebauschübungen haben einbringen lassen und die nicht warten wollen, bis ich den nächsten Band zu den Wattebauschübungen verfasst und niedergeschrieben habe.

Für alle, die eine Freude und Lust am Entdecken von Neuem und Unbekanntem haben, möchte ich sagen, dass sie mit Recht sich ihre eigenen Übungsmodelle erfinden und aufführen mögen und werden, und niemand sie daran hindern wird als sie selber. Denn es sind die Wattebauschübungen im Zeitlosen schon immer gemacht und geübt und aufgeführt worden und werden es noch nach unseren Begriffen von Zeit und Endlichkeit. Und darum gibt es nichts Neues zu entdecken und zu erfinden und wieder zu entdecken, sondern es ist eine Blume, die wir alle längst kennen und die immer wieder wächst und blüht und dahingeht und so fort, und es ist nicht gesagt oder gewiss, dass sie jemals erfunden wurde und nicht war vor der Zeit, als sie gefunden wurde. So mögen uns die Wattebauschübungen wie ein Blume erscheinen, die wir finden und entdecken und unsere Freude an ihr erleben, und es nicht wichtig ist, ob andere zuvor ihre Freude an ihr erlebt haben, oder ob sie uns nun gehört oder anderen oder sich selbst.

Das ist alles, was ich zu den Wattebauschübungen und dem Urheberrecht sagen möchte, und ich nicht für mich in Anspruch nehmen kann, dass ich ein anderer Urheber bin als die anderen Urheber, die wie *Kolumbus* Entdecker genannt werden, darum sie etwas gefunden und entdeckt haben, was in unserer kleinen und kurzen Geschichte so noch nicht bekannt und niedergeschrieben war.

So möge ein jeder sich zum Urheber seiner eigenen Wattebauschübungen machen und sich nicht ereifern und erzürnen, wenn andere sich das Ur- und das Heben besonders aneignen und nach Recht und Gesetz sichern lassen wollen, weil sie damit ihre Brötchen verdienen und es den anderen voraus haben möchten.

Das ist nun alles, was ich im Nachwort zu Entdecken und Erfinden und Urheberrecht sagen möchte, und lade nun alle die Heber und Urheber ein, sich recht fleißig zu betätigen und sich nicht zu scheuen, ihre Kunst und die Ergebnisse ihrer Betätigung bekannt zu geben und publik zu machen.

# Eigene Bemerkungen